JN034739

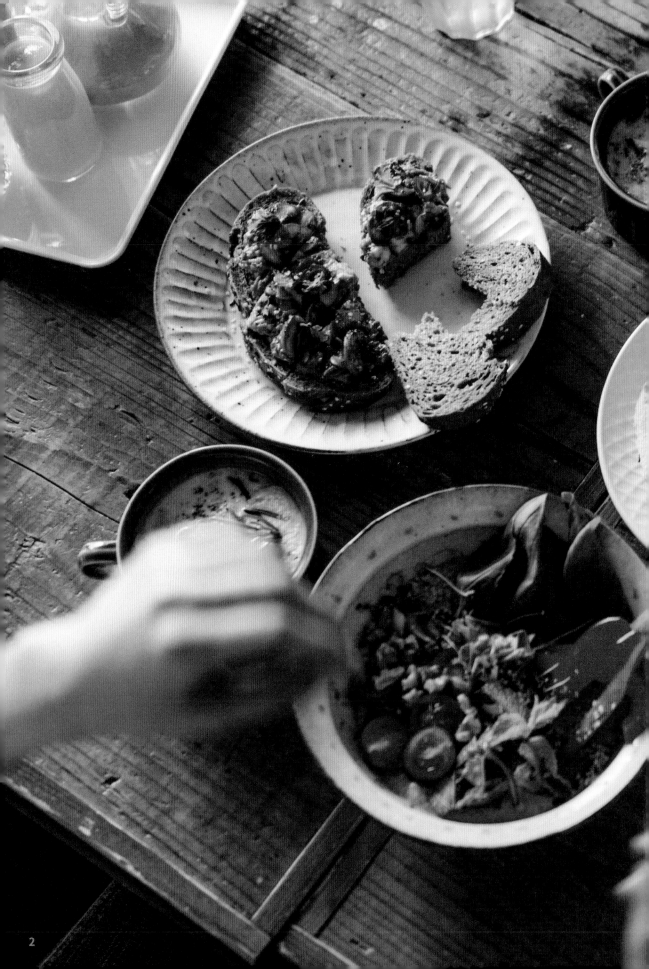

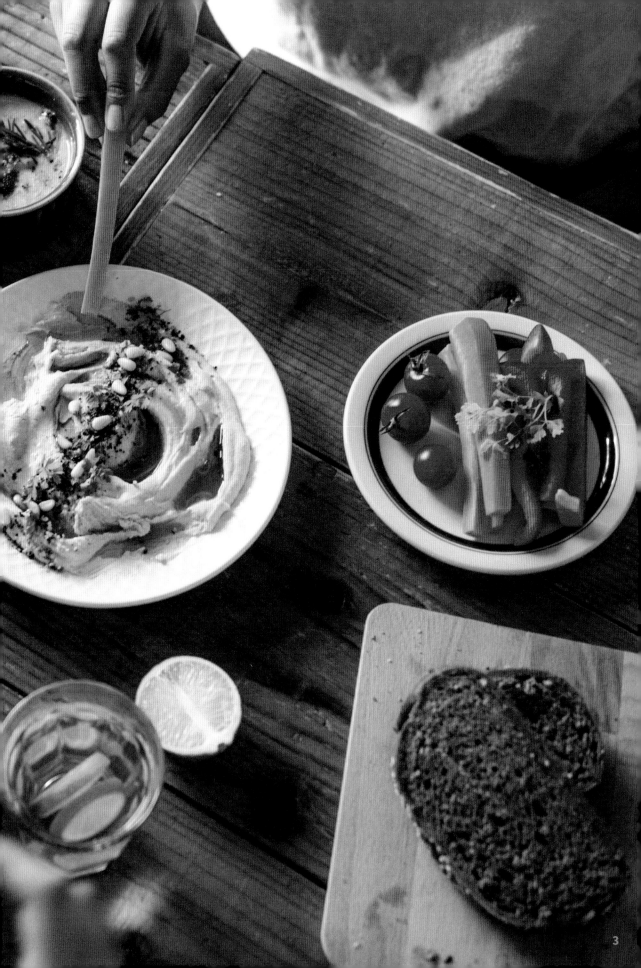

はじめに

「食と常識を変え、未来を変えていく」。
この言葉を掲げて、2017年7月に東京・恵比寿でヴィーガン×ヘンプ（麻）をテーマにした
「HEMP CAFE TOKYO」をスタートし、早いもので4年以上が経ちました。

はじめは、「ヘンプって何？」「大麻なの？」「ヴィーガン？」「怪しくない？」といった反応がほとんどでした。
しかし、本書の主役でもある、大麻から抽出される成分のひとつであるCBDが世界的に注目されはじめ、日本でも多くのブランドや商品が立ち上がった結果、その認知度は急速に広まりました。

当店でもお客様から「CBDは病気に効くんですか？」「CBDを使えば不眠症が治りますか？」
といった質問をよくいただきます。
もちろんCBDの効果を実感して、感動されたお声をいただくこともたくさんあります。

ただ、僕はCBDは選択肢のひとつであり、健康の根本は「食」だと考えています。
そしてすべては「調和」です。

ただのCBDの解説本ではなく、凡庸なレシピ本でもない。
CBDを入り口に興味を持ってくれた方が、食の大切さを発見する。
ヴィーガンという食のスタイルから興味を持ってくれた方が、CBDとの相乗効果を知りライフスタイルに取り入れる。

自分や家族、周りの人たちを大切にすることで、地球や動物との調和がとれていく。

その小さな変化が、未来を大きく変えていく。

このレシピ本が、そのようなきっかけになり
一人ひとりの方に気づきを与える存在になってくれれば、幸いです。

HEMP CAFE TOKYO 代表
宮内達也

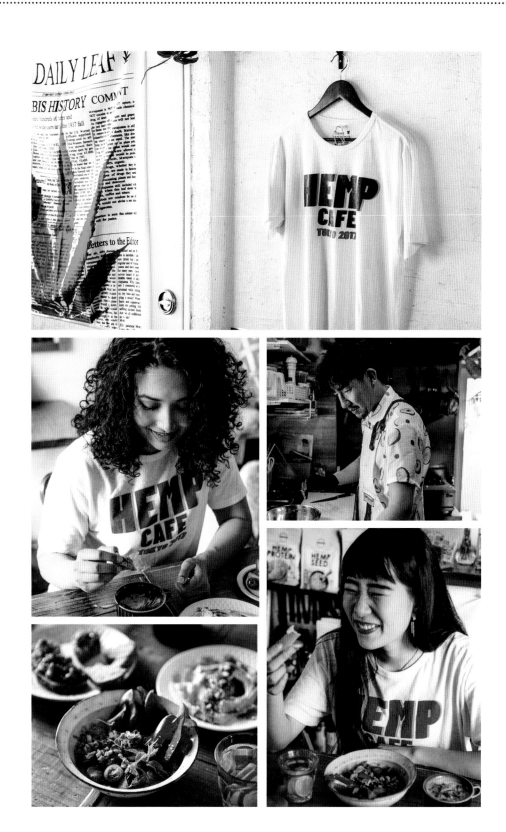

Contents

レシピの表記について

- 1ml ＝ 1cc。
- 大さじ 1 ＝ 15ml、小さじ 1 ＝ 5ml。
- 1 カップ＝ 200ml。

レシピの CBD オイル使用量について

- レシピ内の CBD オイルは CBD 含有量 100mg/1ml（濃度 10%）のものを使用しています。
- 1 滴の CBD オイル量は約 0.03 ～ 0.05ml、CBD 含有量は約 5mg になります。
- レシピに使用する分量は目安になります。詳しくは P18 をご参照の上、ご自身に合わせてご使用ください。

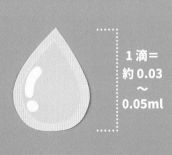

1 滴＝
約 0.03
～
0.05ml

CBD 含有量＝ 5mg

The Ultimate

Guide to CBD

What is CBD ?

　CBDとはカンナビジオール（Cannabidiol）の略で、大麻草に含まれる成分のひとつです。大麻草には大麻にだけ含まれる独特の天然化合物が100種類以上含まれており、それらはまとめてカンナビノイドと呼ばれています。このカンナビノイドの2大成分が、CBDとTHCになります。

　THCはテトラヒドロカンナビノール（Tetrahydrocannabinol）の略で、いわゆる"ハイになる"、"多幸感をもたらす"などの独特の精神作用があります。そのため世界中で嗜好品として用いられ、国によってはドラッグとして規制されています。日本ではTHCが含まれた製品の所持は大麻取締法違法となるため、注意が必要です。

　一方、CBDはTHCに次いで2番目に多く含まれる成分ですが精神作用がないため、日本でも合法的に使用が可能です。心身のさまざまな不調を整えたり、体の免疫システムやホルモンのバランスを調整する働きがあるなど、医療の分野での大きな可能性が明らかになってきています。現在は欧米を中心に毎日の生活や医療の現場、スポーツなどさまざまな場面で使用され始めています。

The different effects of CBD and THC

大麻草は人間が栽培した最も古い作物のひとつともいわれ、古くから丈夫で良質な繊維として、また薬物・医薬品としてさまざまな地域で使用されてきました。インドの伝統医学アーユルヴェーダをはじめ、中国の中医学や中東のユナニ医学でも用いられてきた歴史があります。アメリカでは 2014 年に CBD に関するアメリカ連邦法が改正され、THC が 0.3% 未満の大麻の品種に関しては、大麻ではなくヘンプという別の植物として扱われることになっています。

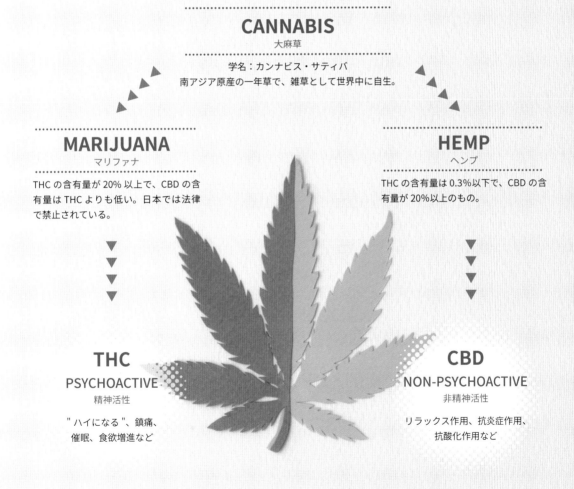

CANNABIS
大麻草

学名：カンナビス・サティバ
南アジア原産の一年草で、雑草として世界中に自生。

MARIJUANA
マリファナ

THC の含有量が 20% 以上で、CBD の含有量は THC よりも低い。日本では法律で禁止されている。

HEMP
ヘンプ

THC の含有量は 0.3% 以下で、CBD の含有量が 20% 以上のもの。

THC
PSYCHOACTIVE
精神活性

" ハイになる "、鎮痛、
催眠、食欲増進など

CBD
NON-PSYCHOACTIVE
非精神活性

リラックス作用、抗炎症作用、
抗酸化作用など

日本では 1948 年に大麻取締法が制定されているため、大麻草のうち、葉・花穂・根とその加工製品の所持は違法。成熟した大麻草の茎と種子を原料としたものは合法的に使用可能です。

How does CBD work?

　CBD は私たちの身体にどのように作用するのでしょう？　その鍵となるのが、ECS（エンドカンナビノイドシステム）と呼ばれる、人間の身体調節機能です。ECS は人間が生きていく上で欠かせない神経・免疫バランスを調節し、健康な身体を維持するためのシステムのこと。私たちの身体は、健康な状態を保つため絶えず細胞の再生や修復を行い、恒常性（ホメオスタシス）を保つため働いています。この基礎となる大切なシステムが ECS です。

　また、人間の身体の中には、エンドカンナビノイド（内因性カンナビノイド）と呼ばれる大麻の有効成分に似た神経伝達物質が存在し、さまざまな身体機能のバランスを整える作用を司っています。エンドとは「身体の内側の」という意味。このエンドカンナビノイドは、加齢やストレスなどで生産量が減り、働きが弱まります。エンドカンナビノイドの欠乏から生じる健康上の不調に対し、大麻に含まれる植物性カンナビノイドを外部から補うことで、本来のバランスを取り戻す。これが CBD などの医療大麻が、さまざまな病気や症状に効果を発揮するメカニズムです。

ENDOCANNABINOID SYSTEM
エンドカンナビノイドシステム

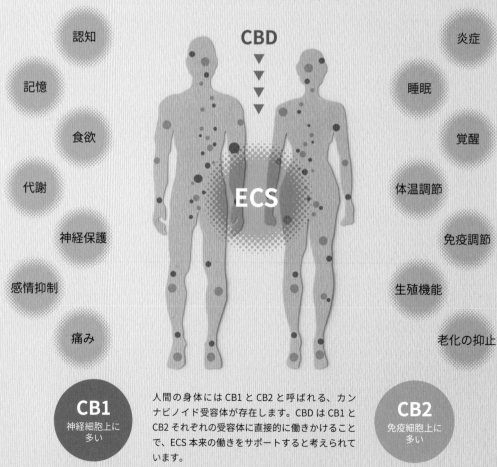

CBD

認知

記憶

食欲

代謝

神経保護

感情抑制

痛み

炎症

睡眠

覚醒

体温調節

免疫調節

生殖機能

老化の抑止

ECS

CB1
神経細胞上に
多い

CB2
免疫細胞上に
多い

人間の身体には CB1 と CB2 と呼ばれる、カンナビノイド受容体が存在します。CBD は CB1 とCB2 それぞれの受容体に直接的に働きかけることで、ECS 本来の働きをサポートすると考えられています。

Potential benefits of CBD

　いま、カンナビノイドが心身に及ぼすメカニズムが科学的に解明されつつあるため、世界中で CBD の研究や利用が進んでいます。アメリカや欧米諸国では、医療の世界において幅広い疾患の治療や緩和ケアに使用されています。

CBD の主な作用

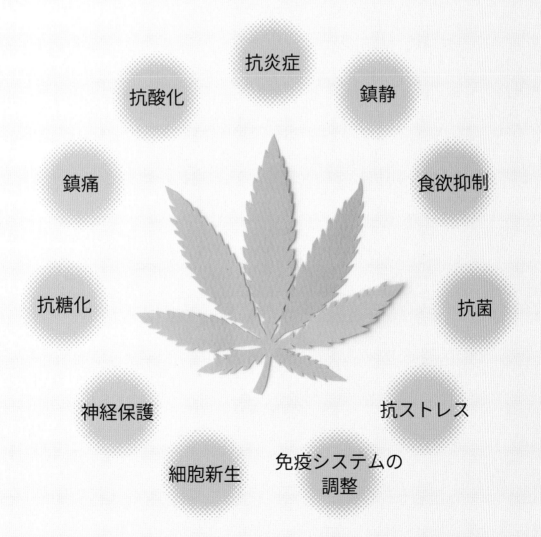

抗炎症

抗酸化

鎮静

鎮痛

食欲抑制

抗糖化

抗菌

神経保護

抗ストレス

細胞新生

免疫システムの調整

※治療中の方や常服薬のある方は、必ずご使用前に医師にご相談ください。

What is a terpene?

　テルペンとはさまざまな植物に含まれている香りの成分のこと。それ自体にもリラグゼーション効果がありますが、麻由来のテルペンには CBD との相乗効果（アントラージュ）があることがわかっています。近年、テルペンは単体でもさまざまな効果があることが明らかになってきたため、製品開発も増えて注目を集めています。香水やロールオンオイルなどをはじめ、電子タバコの「VAPE（ベイプ）」やティンクチャーまでさまざまな種類の CBD 製品にもテルペンは活用されています。CBD 製品を選ぶ際には、自分の好みや得られる効果などを含め、テルペンも意識して選んでみるのも楽しいかもしれません。

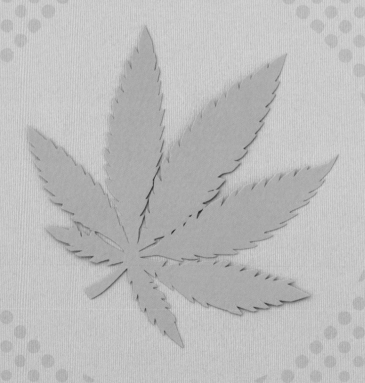

CBD と相性の良い
代表的なテルペン

β - カリオフィレン

こしょうのようなピリッとした辛み
のあるテルペン。CB2 受容体に直
接働きかけるテルペンとして、CBD
とのアントラージュによく利用され
ます。ホップやバジルをはじめ、葉
物野菜にも含まれます。抗不安、抗
うつ、抗酸化、抗炎症などの効果が
あるといわれています。

バジル　　**オレガノ**

α - ピネン・β - ピネン

樹木やローズマリーなどのハーブ
に含まれる、甘く松のような香り
がするテルペン。気管支拡張や抗
炎症作用、抗がん作用を持つとい
われています。また、古くから記
憶力の低下を防ぐ効果もあるとい
われています。

ローズマリー　　**セージ**

リモネン

柑橘類の果物によく含まれ、気分を
向上させる香りといわれています。
また、他のテルペンが体内に吸収さ
れるのを助ける役目も。抗カビや胃
逆流を防ぐともいわれています。

レモン　　**オレンジ**

リナロール

ラベンダーの香りの主成分で、気持
ちを落ち着ける作用を持っていま
す。鎮静、殺菌、鎮痛作用などがあ
り、免疫細胞を活性化させ向上させ
る効果も。

ラベンダー　　**ローズウッド**

ミルセン

柑橘系の香りが特徴でマンゴーや
ローリエなどに含まれます。麻の中
ではポピュラーなテルペンで、他の
成分が作用しやすくするのを助ける
役割を持っています。殺菌、抗菌、
抗カビ、抗炎症作用なども。

マンゴー　　**ローリエ**

フムレン

ウッディで土っぽい香りのするテル
ペン。抗炎症、抗菌、鎮痛作用を持
つといわれています。また、食欲を
抑える働きがあるとも。

ホップ　　**香草など**

このほかにも多様なテルペンが存在し、麻に含まれるテルペンは
200 種類以上あることがわかっています。この成分構成を「プロ
ファイル」と呼び、このプロファイル構成を利用してさまざまな
麻の種類を再現した CBD 製品もあります。

参考文献：『I AM CBD 2021 June #3』

経口摂取タイプ

効果の持続時間が長く、利用量を適切に調整できるのもポイントです。

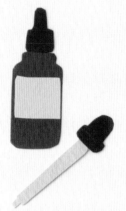
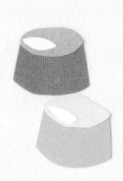
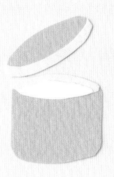
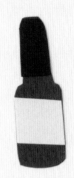

Oil ／ Tinctures
オイル／ティンクチャー

摂取効率：10 〜 40%
持続時間：3 〜 4 時間
体感目安：5 〜 20 分

Gummies ／ Candy
グミ／キャンディ

摂取効率：5 〜 20%
持続時間：4 〜 6 時間
体感目安：30 分〜 2 時間

Powder
パウダー

摂取効率：5 〜 20%
持続時間：4 〜 6 時間
体感目安：30 分〜 2 時間

Spray
スプレー

摂取効率：10 〜 40%
持続時間：3 〜 4 時間
体感目安：5 〜 20 分

皮膚から吸収させるタイプ

患部に直接塗ることで、
痛みや炎症の軽減をサポートします。

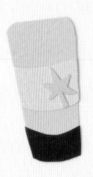

Cream ／ Balm
クリーム／バーム

摂取効率：体内摂取ではないため該当なし
持続時間：2 〜 4 時間
体感目安：15 〜 30 分

肺から吸収させるタイプ

熱によって CBD を気化させ、
肺の血管から CBD を摂りこみます。

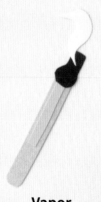

Vapor
電子タバコ

摂取効率：25 〜 60%
持続時間：1 〜 2 時間
体感目安：摂取から 10 分

CBD products

　CBD は取り入れ方によって、吸収効率や作用時間、効果の及ぶ範囲が異なります。一般的に手に取ることができるものは主に 3 つあります。

① 　オイルや食品などで経口摂取させるタイプ
② 　バームやクリームなど皮膚から吸収させるタイプ
③ 　電子タバコのように肺から吸収させるタイプ

　最もポピュラーな使用法は①の口から摂取するタイプのもの。これは CBD が血流に乗って全身にいき渡り、比較的ゆっくり長く効くという特徴があります。②のクリームやバームは、患部に直接塗ることで、皮膚や筋肉、関節に届き作用します。③の電子タバコによる肺からの摂取は、速やかに全身に行き渡るため、高い血中濃度を得ることができます。そのため即効性はありますが、持続時間は短くなります。
　CBD の必要量は個人差があり、摂取量が多ければ良いというものではありません。また、どのような効果を期待するかによって、摂取の方法や量も変わります。自分の目的に合わせて試しながら、探っていくのが良いでしょう。

Types of CBD
CBD の原料は大きく 3 つに分類されます。

Full Spectrum
フルスペクトラム

植物からの抽出成分が全部入っているもの。CBD だけではなく、THC も含んだ全ての成分が入っているため、日本では違法となり購入はできません。

Broad Spectrum
ブロードスペクトラム

CBD を含む多様なカンナビノイドやテルペンなどをまとめて抽出し、その後に THC を除去したもの。CBD 以外のカンナビノイドの薬理作用が CBD と相互作用し、より高い効果が得られるといわれます。

Isolate
アイソレート

植物から CBD だけを分離させた高純度のもの。大麻草に含まれる成分のうち CBD の割合が約 99% 以上を占める、純粋な CBD です。

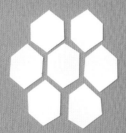
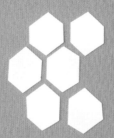

Cooking with CBD

　CBD オイルを料理に使う大きなメリットは、胃から吸収されることで CBD の有効時間が長くなること。CBD は食べものと一緒に消化器官を通してゆっくりと体をめぐり、ゆるやかに身体に作用します。いま、アメリカやヨーロッパではレストランやカフェなどで CBD オイルを使用したメニューも登場し、その独特でハーバルな風味は新しい食材としてグルメの世界でも注目を集めています。ここでは CBD を料理に使う際のポイントをご紹介します。

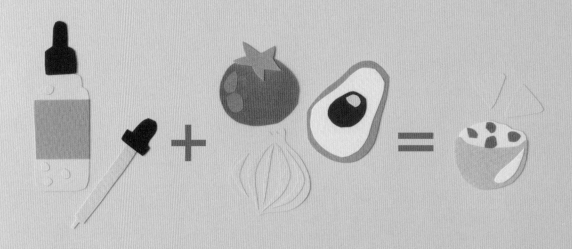

クオリティの高い CBD オイルを使う。

品質はとても大事なので、信頼のおけるブランドのものを選びましょう。

良質な脂質と一緒に。

CBD は油に溶ける性質を持った脂溶性の成分。そのため、オイルやバターなどの油脂と一緒によく混ぜて使うことで、身体への吸収がスムーズになり最大限の効果を発揮します。

直接、火にかけない。

CBD は熱に弱い成分のため、加熱することでその効果も弱まります。できるだけ低温で調理し加熱が必要な際は、液体や生地などに CBD オイルを混ぜてから使いましょう。

少量から始める。

最初から CBD オイルをたくさん使うことは禁物。少量から始め、効果を見ながら量を調節していきましょう。

CBD の 1 日の摂取の目安量について

体重 1kg 当たりで 1mg になります。（体重 50kg の場合、25 ～ 50mg ／日）個人の体質にもよりますので、少量から試しながらご使用ください。

CBD オイルの場合、CBD の含有量は

○○mg ／ ○○ml もしくは ○○%

▲ CBD 含有量　　▲ CBD オイルの量　　▲ CBD の濃度の量

　　　　　　　　　　　　　　　　　　　と表示されています。

たとえば「濃度 10%」の CBD オイルは、オイル 1ml 中にその数字の 10 倍（mg）の CBD が含まれていることになります（10 × 10 ＝ 100mg ／ 1ml）。CBD オイルを選ぶ際の目安にしてください。

CBD benefits for pets

　私たち人間と同様、犬や猫を含む全ての哺乳類も体内にECS（エンドカンナビノイドシステム）を持っています。カンナビノイドは体内でも生成されますが不足しがち。そのため、植物性カンナビノイドのCBDを補給することで、さまざまな機能のバランスを整え、健康を維持するためのサポートを行ってくれます。また、注意したいのがペットには人間用のCBDを絶対に与えてはいけません。食事と同じように、ペット専用に作られたCBD製品を選びましょう。

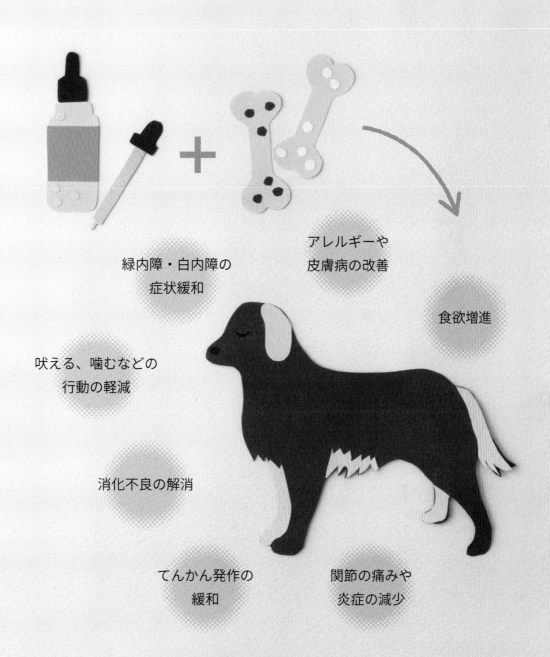

アレルギーや
皮膚病の改善

緑内障・白内障の
症状緩和

食欲増進

吠える、噛むなどの
行動の軽減

消化不良の解消

てんかん発作の
緩和

関節の痛みや
炎症の減少

覚えておきたい
CBD 関連用語集

CBD

植物から合成されるカンナビノイドのなかのひとつで、カンナビジオールの略称。医療分野で難治性疾患への適応が注目されている。抗炎症、神経保護等の効能を持つ。主に大麻草から抽出されるが、それ以外の植物にも存在が確認されている。日本国内において、大麻草から抽出された CBD については、大麻取締法に基づき抽出部位を限定した輸入や使用、製造が可能である。

THC

植物から合成されるカンナビノイドのなかのひとつで、テトラヒドロカンナビノールの略称。精神活性作用を持つ。2021年現在の日本国内においては、麻薬及び向精神薬取締法に基づいて、取扱免許所有者以外が所持した場合は違法となり処罰の対象となる。

CBG

植物から合成されるカンナビノイドの一種で、カンナビゲロールの略称。CBD と類似の作用が認められているが、その範囲は CBD ほど広くなく効能は特定の作用を強く発揮する。

カンナビス / カナビス

大麻草の正式な学術名。英語では、Cannabis。

カンナビノイド

大麻草に含まれる生理活性物質の総称。合成のものやもともと体内にある内因性のものと区別するために、植物性カンナビノイドと呼ばれる。ポリフェノール構造を持つ。

テルペン / テルペノイド

多くの植物に含まれる化合物で、香りの素となる成分の総称。さまざまな種類があり、それぞれに薬効を持つ。この作用を活用しているのがアロマセラピー。

植物性

植物の持つ性質、もしくは植物から得られるもの。大麻草に含まれるカンナビノイドは、植物性カンナビノイド（Phytocannnabinoid ＝ フィトカンナビノイド / ファイトカンナビノイド）。

エンドカンナビノイドシステム

大麻草に含まれるカンナビノイド成分を受容・分解・利用するための生物学的システムで、体内のバランスを保つのに役立っている。このシステムにより、人間は外部からカンナビノイドを取り入れるだけでなく、自ら作り出してもいる。ECS と略して表記されることが多い。

受容体

生物の身体が持つ、外界や体内から何らかの刺激を受け取り、情報（感覚）として利用できるように変換する仕組みとその構造のこと。レセプターとも。細胞上に存在し、外界の変化を刺激として受け入れ、反応を起こす性質を持っている。刺激を受け入れる細胞または器官を受容体（受容器）、反応を起こす細胞または器官を作動体（効果器）という。

内因性

内部を原因とする性質や物質。人体にもともと備わっているカンナビノイドを、内因性カンナビノイド（Endocannnabinoid ＝ エンドカンナビノイド）という。

CBD オイル

CBD 成分を含有するオイル。MCT オイル、ヘンプシードオイル、オリーブオイル等、さまざまな種類の食用オイルに、大麻草から抽出されたエキスを混合し、製品化されたもの。

ティンクチャー / チンキ（剤）

チンキ剤とは、生薬やハーブの成分をエタノール、またはエタノールと精製水の混合液に浸すことで作られる液状の製剤。CBD オイルとは異なる。

ベイプ / ベイピング

専用の加熱装置で、専用の液体を加熱し、発生した蒸気に含まれるニコチンや香料、特定成分を吸入および吐き出す行為または慣行。

リキッド

本来は「液体」という意味を持つが、CBD やベイプ関連ではベイピング用に作られた専用の液体のことを指す。

ベポライザー

ベイピング用に作られた専用の加熱端末。

エディブル

「食用の」という意味。CBD 関連では、食用の CBD 含有製品を指す。グミやチョコレート、クッキーなどがある。

ヘンプ

産業用に利用される種類の大麻草のこと。日本でも古くから栽培されている。繊維、油、食品、プラスチック原料、建材など、広く産業用としての利用に期待が高まっている。

マリファナ

大麻草の花穂を乾燥させたり樹脂をまとめ、燃やしてその煙を吸引できるようにしたもの。また、吸引による精神活性作用を目的とした使用方法のものの総称。嗜好用だが、精神活性成分の THC は薬効もあるため、薬としての利用の研究も盛んに行われている。

アントラージュ効果

フランス語で「取り巻き」および「環境」を意味する単語。CBD 単体で摂取するよりも、植物そのものの状態に近い、多様な成分を含む状態で摂取すると、相乗効果でより大きな効果が期待できるとされている。その原理や作用については研究中である。

バイオアベイラビリティ

薬剤学において、服用した薬が全身循環に到達する割合を表す定数。吸収率とも言い換えられる。摂取したものがすべて吸収されるわけではないため、それを説明するためによく使われる言葉。

フルスペクトラム

植物から抽出された抽出物の範囲を指し、フル＝全て。THC 成分も含めて、植物由来の多様な成分をそのまま全て有したもの。

ブロードスペクトラム

植物から抽出された抽出物の範囲を指し、ブロード＝ほとんど、広く、だいたい。植物から抽出された抽出物に手を加えて成分の含有量を調整したもの。メーカーによってその定義は少しずつ異なっている。

アイソレート

植物から抽出された抽出物の範囲を指し、アイソレート＝単離化された、という意味。植物抽出物から、CBD やその他のカンナビノイドを単体の状態に精製したもの。限りなく純粋に近い成分。

大麻取締法

大麻の所持、栽培、譲渡などに関する日本の法律。

ディスペンサリー

医療品や医療サービスを提供する場所や調剤薬局のことを指すが、医療大麻を扱う店舗もディスペンサリーと呼ぶ。日本ではそれになぞらえて、CBD を販売する店をディスペンサリーと名付けていることもある。

グリーンラッシュ

かつてのゴールドラッシュになぞらえて、現在の世界的な大麻ビジネスの発展を期待してそう呼ばれる。CBD に限らずマリファナもこれに含まれる。医療をはじめ、農業や工業など、さまざまな産業における大麻草の活用により、世界経済が大きく動く様子を指す。

参考文献：『I AM CBD 2021 March #2』

About Cannabis and CBD

大麻と CBD の話

日本でも少しずつその効果が認知され、ブームになりつつある CBD。ドキュメンタリー映画『WEED THE PEOPLE - 大麻が救う命の物語』では、闘病中の子どもたちや家族の姿が医療大麻を通して描かれ、その効果や可能性は多くの人の心を揺さぶりました。その映画の字幕も手がけた「Green Zone Japan」の理事であり、医療大麻に関する研究及び情報発信を行っている正高佑志先生にお話を伺いました。

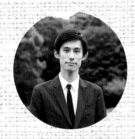

正高佑志
Masataka Yuji
1985 年京都府生まれ。熊本大学医学部医学科卒。医師。日本臨床カンナビノイド学会理事。2017 年に医療大麻に関するエビデンスに基づいた情報発信を行う一般社団法人「Green Zone Japan」を立ち上げ、代表理事として研究・啓発活動に従事。著書に『お医者さんがする大麻と CBD の話』(2021 年、彩図社)。

…… 先生が医療大麻や CBD の研究に取り組むようになったきっかけを教えてください。また、「Green Zone Japan」はどのような経緯で発足したのでしょうか。

フリーランスで医師をしていた時、海外で医療大麻を使っている現場を見て、日本との温度差やギャップを埋めていきたいと感じたことがきっかけです。その当時は、自分自身もやりたいことを探している旅の途中でした。自分は何をすべきなのか、何ができるのか。それはよくわからないけど、何者かにはなりたい。そんな時に自分の適正とできることがカチッとはまったのが、医療大麻や CBD の世界でした。「Green Zone Japan」は翻訳家であり、『CBD のすべて』(晶文社、2019 年) の翻訳もされた三木直子さんと二人で運営しています。今は、国内の CBD 情報の 8 割程は私たちが起点のものではないかと思います。

…… 立ち上げ当初と現在では日本の状況は変わってきましたか。

設立したのが 2017 年 7 月ですが、実際は 2016 年の年末くらいから実際に活動を始めていました。その当時から比べると状況は全く

異なっています。日本には2013年にCBDを輸入した方がいましたが、流行り始めたのは2019年くらいからでしょう。アメリカの農業法の規制が変わって、THCの含有量が0.3%以下のものが輸出できるようになってから、一気に医療大麻やCBDの関心や認知が加速した感覚があります。

…… 日本の医療現場において、医療大麻の認識はどのように変わってきているでしょうか。また、先生が従事されている具体的なプロジェクトなどがあれば教えてください。

2018年に行った200名の医師を対象にした調査では、私と面識のないいわゆる「普通のお医者さん」のグループでも医療大麻の研究に65%が賛同し、臨床利用に関しても半分以上の方が治療法がない場合は医療大麻を使用しても良いと考えていることがわかりました。情報発信を続ける中で、てんかんのお子さんを持つご両親から連絡をいただいたことも大きな転換点となりました。病院からの薬では発作が治らなかった患者さんが、十分な量のCBDを服薬し始めたところ、開始から2週間で発作が減り、1ヶ月が過ぎる頃には完全に消失したのです。とても衝撃的だったため、学術論文にまとめ報告を行いました。その結果、2020年の7月には厚生労働省の特別研究班が設置され、現在治験の開始に向けて調整しているところです。一人に効果があったということは、他にも潜在的に助かる可能性のある人がいるはずです。その思いから「みどりのわ」（※1）を設立し、現在は40人ほどの患者さんたちが参加してくれています。このようなプロジェクトを少しずつ他の病気にも広げていけたらいいなと思っています。

一人に効果があったということは、他にも潜在的に助かる可能性のある人がいるはずです。

…… 大麻草が持つ抗炎症作用や抗ウイルス作用は、COVID-19の流行当初から感染制御に役立つのではないかと期待されていたそうですが、現時点でどのような研究報告があるのでしょうか。

コロナウイルスに関しては、現在もイスラエルを中心に多くの国で研究が進められています。2021年にはシカゴ大学の研究チームから、細胞株を利用した実験において、通常は細胞内に侵入したウイルスが増殖するのに対し、CBDを投与した場合はウイルスの増殖が抑制できることが報告されました。また、この研究では実際に大麻製品やCBDを使用している人が、新型コロナウイルスにかかり

やすいかどうかの調査も行っています。シカゴ大学が保有する9万3000人のPCR検査の結果を使用した実験で、全体では検査を受けた人の10%がコロナ陽性でしたが、何らかの大麻製品を使用していた方の陽性率は6%でした。さらにCBDを使用している方では1.2%にまで低下するという研究結果が得られました。とはいえ、この論文はまだ新しいものであり第三者の査読や時間の経過というプロセスを経ていないため、慎重な判断が求められるのも事実です。今後も各国の研究チームからの報告を注意して見守る必要があるでしょう。

…… 日本でも現在使用できる医療大麻としてCBDが注目されつつありますが、どのような症状に対して使用されているのでしょうか。また、人気の理由は何だと思われますか。

一般的には不安や不眠、うつ、痛みの緩和などが主な使用目的でしょう。CBDは今は新しいトレンドのひとつになっている印象がありますが、流行りがひと段落しても一部では定着していくと思います。なぜならCBDの薬効を多くのユーザーが知覚しているからです。CBDにはTHCのようないわゆる「ハイになる」精神作用はありませんが、「眠気が起こる」「不安が取れる」といった穏やかな方向性でのエフェクトを感じる人がいる。そのような人たちにとっては、長く愛用されていくサプリメントのひとつになっていくのではないかと思います。

…… CBDを摂取する主な方法に、「食べる／飲む」「吸う」「塗る」の3つがありますが、それぞれの特徴を教えてください。

効き目のピークの高さと持続時間がそれぞれ異なります。経口摂取にも、舌下から粘膜吸収させるものと飲み込んで腸から吸収させる方法の2種類がありますが、どちらも長くゆっくりと体内に作用する特徴があります。また、吸うタイプのものは肺に取り込まれ肺の血液から速やかに吸収されるため、強くすぐに効きます。不安な発作があるときなどはこちらが合っているでしょう。塗るタイプのものは肌やその下の筋肉など塗った部分に浸透するため、皮膚のトラブルや筋肉痛などに対しては適したソリューションなのかなと思います。

…… CBD使用量の目安を教えてください。また摂取に適した時間帯などはあるのでしょうか。

使用量に関してはアルコールと一緒で個々人の体質に大きく左右されます。一般的には、サプリメントや食事として使用する場合、体重1kg当たりで1mgの割合で使用することが多いでしょう。体重50kgの方でしたら、1日25〜50mgが適切な使用量といえます。また、時間帯は特にありませんが、食後の方が吸収効率は良いといわれています。

ひとつ一つ試して、試行錯誤しながら
主体的に自分の身体に合うものを探していく。

…… CBD を食事や飲みもので摂ることには、どのようなメリットがあるのでしょうか？　もしある場合、それは CBD が持つ性質に関係ありますか。

食事や飲みものなどで摂る場合のメリットとしては、身体に留まる時間が長いことがいえるでしょう。そのため、CBD の効果が緩やかに長時間作用していきます。また、食事との食べ合わせに関しては、CBD はビタミンなどと同様に脂溶性で油と一緒に吸収されるため、油を使った料理と摂ると体内への吸収が効果的だといわれています。

…… 継続的に摂る方が良いといわれていますが、その理由を教えてください。

人間の身体にはエンドカンナビノイドシステムという仕組みが備わっていますが、CBD はそのエンドカンナビノイドシステムをサポートしてくれると考えられています。そのため、コツコツと摂ることによって、身体の中のエンドカンナビノイドシステムのバランスが整っていくイメージです。身近な例でいえば、サウナで温冷浴を繰り返した後に訪れる感覚に対して「ととのう」という言葉を使いますよね。その表現がしっくりくるんじゃないかなと思います。身体の一部分に対して局所的に作用するのではなく、全体的に効果が及ぶ。ホリスティックにバランスが取れていく、という感じです。

…… CBD には摂取の方法以外にも、原料や濃度などさまざまなタイプのものがあります。どのような基準で選べばいいのでしょうか。

ひと言で言うと、やって見なければわからない。そもそも大麻の品種自体が 4000 あるといわれています。その品種ごとに特徴があり、成分のプロファイルが違います。例えばワインを作る際のぶどうが畑ごとに違うのと同じように、育て方や環境によっても異なってくる。その一つひとつ違う植物と、飲む人側の体質には相性があります。A という人とαという品種は合わないかもしれないけれど、βという品種はしっくりくるかもしれない。マッチングサイトやお見合いに近いものです。ひとつ一つ試して、試行錯誤しながら主体的に自分の身体に合うものを探していく。これこそが CBD や医療大麻治療の醍醐味だと思います。

※1　みどりのわ
「Green Zone Japan」が主宰する、日本国内のてんかんの子どもたちに、確かな CBD 製剤をなるべく安価に届けることを目的とした非営利プロジェクト。

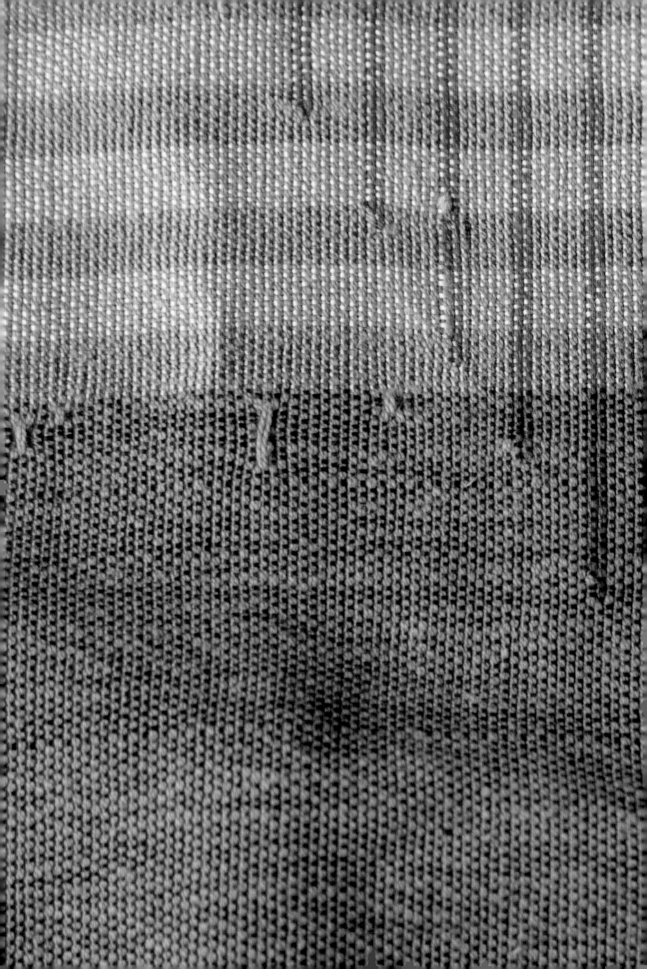

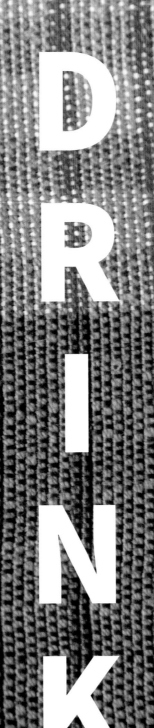

飲む "完全食"
....

Hemp CBD smoothie

HEMP CBD スムージー

ヘンプ（麻）のエネルギーを最大限感じることのできる、パーフェクトなスムージー。たんぱく質や食物繊維はもちろん、鉄分、亜鉛、ビタミン、葉酸、カリウムなどの栄養素もたっぷり！

材料（1 人分）
ヘンプミルク……250ml
ヘンププロテインパウダー……大さじ 2
バナナ……1 本
ほうれん草……10g
CBD オイル……1 〜 8 滴

［トッピング］
ヘンプシード……適量

※ CBD オイルの使用量については P.7 をご参照ください。

作り方
①ミキサーに全ての材料を入れ、なめらかになるまで撹拌する。
②グラスに注ぎ、ヘンプシードをトッピングする。

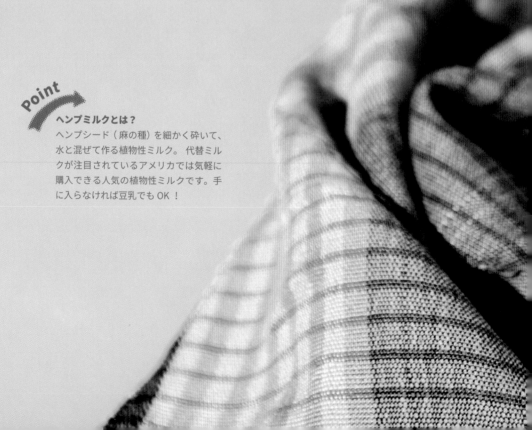

Point

ヘンプミルクとは？
ヘンプシード（麻の種）を細かく砕いて、水と混ぜて作る植物性ミルク。代替ミルクが注目されているアメリカでは気軽に購入できる人気の植物性ミルクです。手に入らなければ豆乳でも OK ！

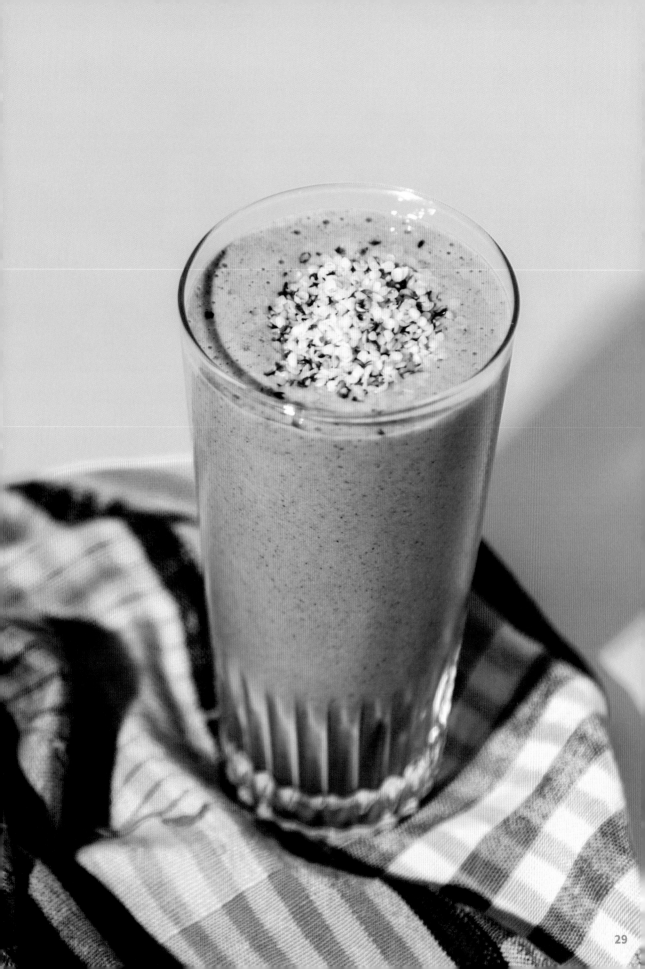

心と身体に翼をさずける
ナチュラルエナジードリンク

Tropical energy smoothie

トロピカルエナジー スムージー

マンゴーには CBD と相性の良いテルペンのひとつ「ミルセン」が
豊富に含まれ、一緒に摂ることでその効果を高めてくれます。また、
しょうがに含まれる「ショウガオール」は、血行を良くし脂肪や
糖の代謝を促進する効果も。夏はフルーツを冷凍して作るのもお
すすめ。

材料（1人分）
マンゴー……50g
バナナ……1本
りんご……20g
パイナップル……20g
しょうが……10g
CBD オイル……1～8滴

[トッピング]
ミント……適量
ピンクペッパー……適量

作り方
①ミキサーに全ての材料を入れ、なめら
かになるまで撹拌する。
②グラスに注ぎ、ピンクペッパー、ミン
トをトッピングする。

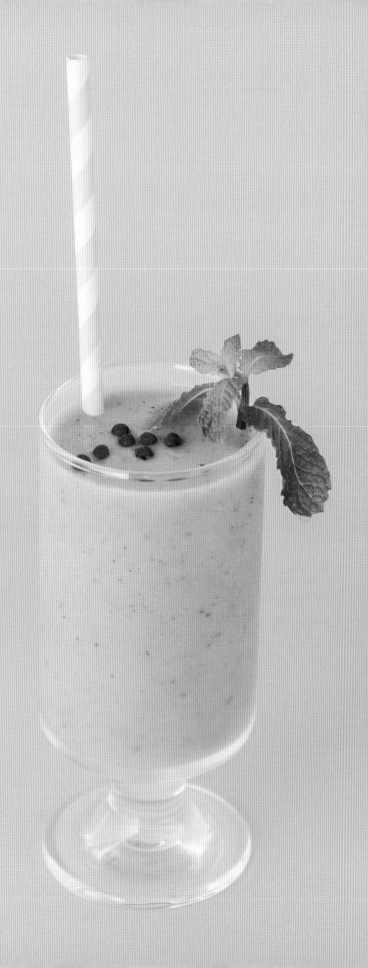

Detox espresso CBD smoothie

麻炭デトックス エスプレッソ スムージー

朝の目覚めの一杯や、集中したい時におすすめのスムージー。コーヒーのカフェインには覚醒作用があるため、朝の眠気覚ましとしてもぴったり。低用量の CBD にも覚醒作用があるため、相乗効果もばっちりです。

材料（1 人分）
バナナ……1 本
豆乳……250ml
麻炭……小さじ 4
エスプレッソパウダー……小さじ 2
バニラエッセンス……数滴
CBD オイル……1 〜 8 滴

[トッピング]
麻炭……適量
コーヒー豆……適量

作り方
①ミキサーに全ての材料を入れ、なめらかになるまで撹拌する。
②グラスに注ぎ、麻炭、コーヒー豆をトッピングする。

Point

麻炭とは？
麻で作られた活性炭で、多孔性（ミクロの穴）の高さが特徴。備長炭の 4 倍、竹炭の 1.6 倍の多孔質性を持ち、身体の中の毒素を吸着して排出してくれる効果がある。

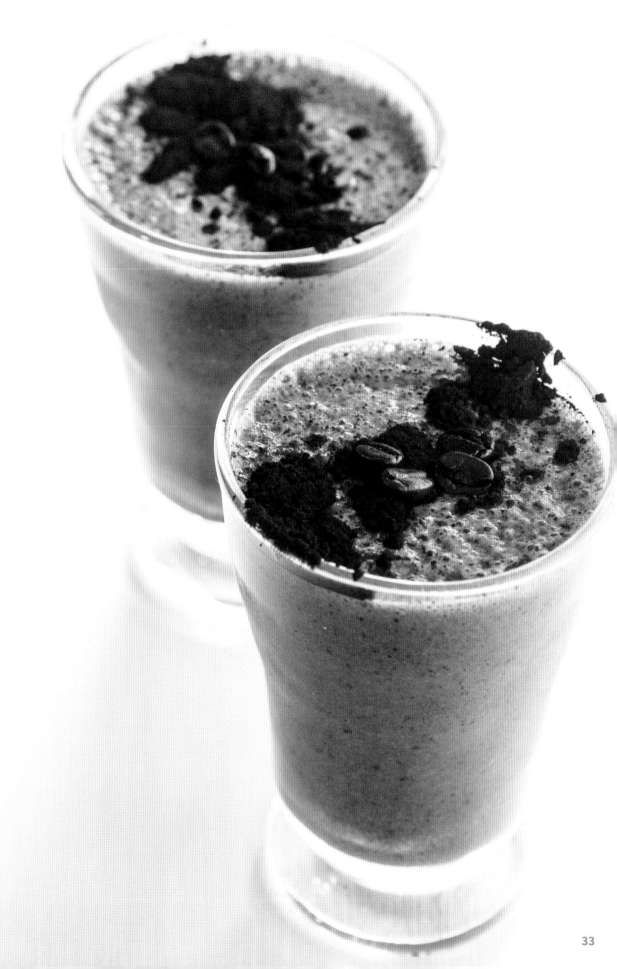

まさに "飲む美容液"
究極のエイジングケア・スムージー

Lavender & berry smoothie

ラベンダー＆ベリー スムージー

抗酸化作用が高いビタミン類やカロテノイド類より、さらに強力な抗酸化作用があるといわれる CBD。ベリー類に含まれる「アントシアニン」と一緒に摂れば、最強の飲む美容液が完成します。

材料（1人分）
ラベンダーティーのティーバッグ……1袋
お湯……100ml
バナナ（冷凍）……1本
ブルーベリー……30g
いちご……4個
CBD オイル……1〜8滴

[トッピング]
エディブルフラワー……適量

作り方
①ミキサーに全ての材料を入れ、なめらかになるまで撹拌する。
②グラスに注ぎ、エディブルフラワーをトッピングする。

Point

ラベンダーは心身をリラックスさせて不安や緊張、イライラなどを和らげる効果が。CBD との相乗効果で究極のリラックスタイムをどうぞ。

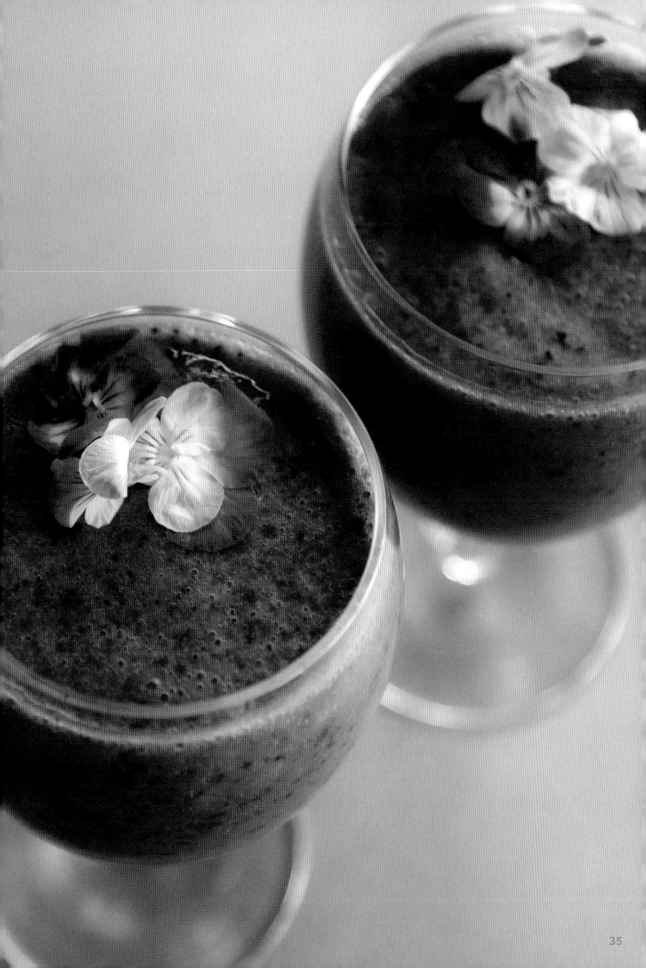

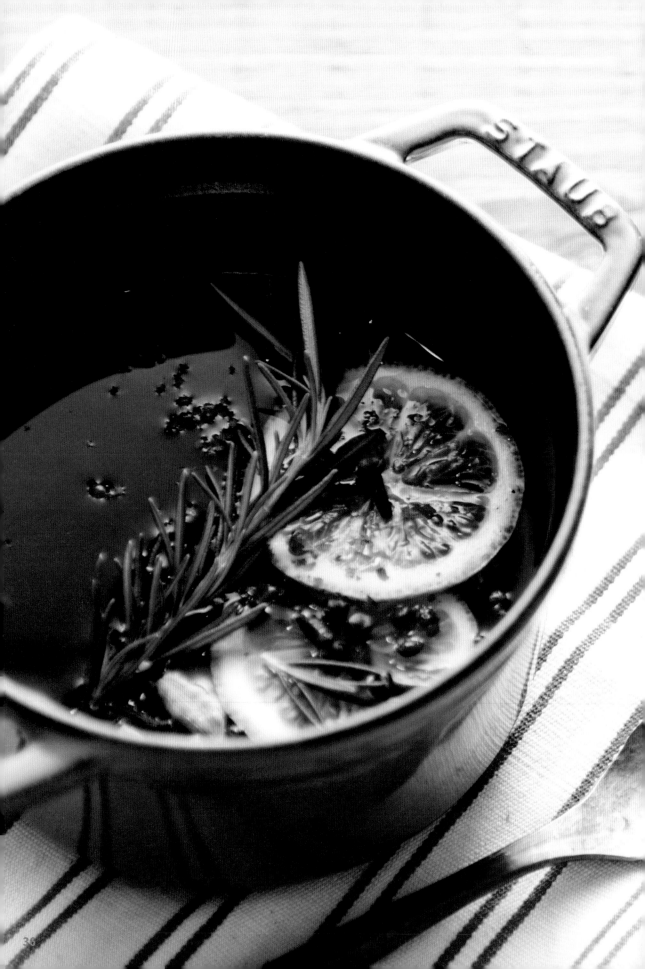

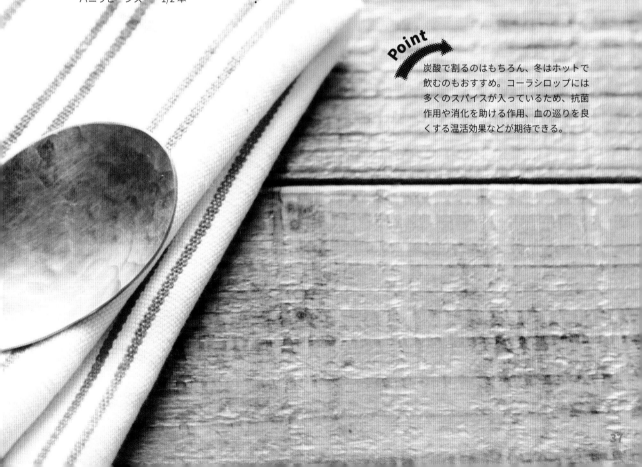

Cola syrup
手作りコーラシロップ

CBD オイルをドロップしたナチュラルな手作りコーラは、"CHILL OUT" のおともにぴったりの 1 杯。仕事の合間にひと息入れたい時や仕事の後、お家での映画やスポーツ観戦にもおすすめです。

材料（作りやすい分量）
水……500ml
黒糖……500g
レモン（スライス）・・・1/2 個
ローズマリー……2 本
ピンクペッパー……小さじ 1/2

★［スパイス］
シナモンスティック……2 本
麻炭……小さじ 2
クローブ……3g
カルダモン……2g
バニラビーンズ……1/2 本

作り方
①鍋に水と★のスパイスを入れて沸騰させる。
②沸騰したら黒糖を入れ溶かし、弱火で15 分煮る。
③火を止め、スライスしたレモンとローズマリー、ピンクペッパーを加える。
④清潔な瓶に移し、冷蔵庫に保存する。

Point

炭酸で割るのはもちろん、冬はホットで飲むのもおすすめ。コーラシロップには多くのスパイスが入っているため、抗菌作用や消化を助ける作用、血の巡りを良くする温活効果などが期待できる。

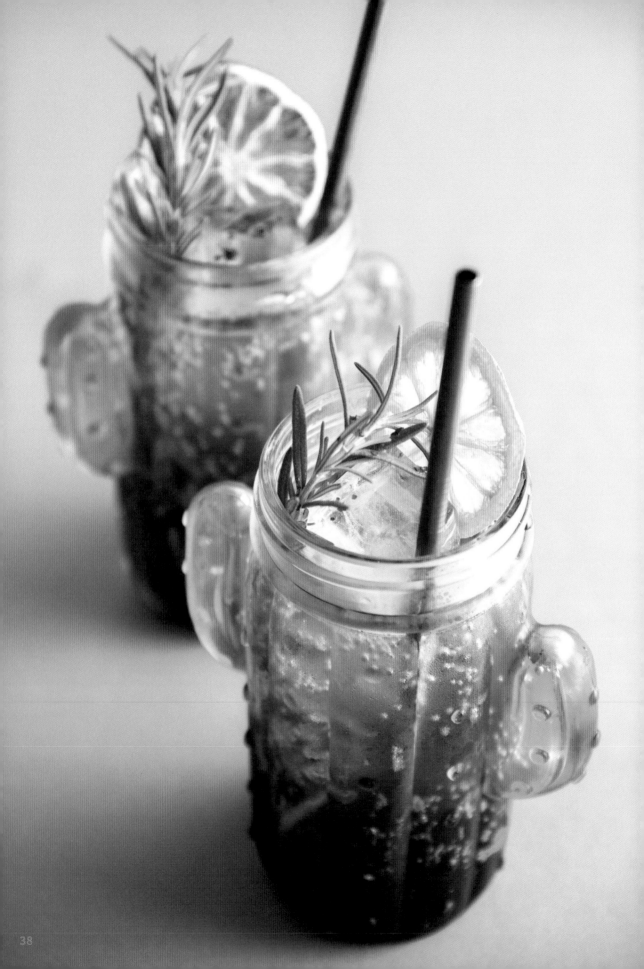

スカッととととのう、手作りコーラ

Homemade cola

ホームメイドコーラ

材料（1人分）
コーラシロップ……45ml
炭酸……約150ml
CBDオイル……1〜8滴

[トッピング]
ローズマリー……適量

作り方
1 グラスに氷を入れ、コーラシロップ、炭酸の順に注いでマドラーで混ぜる。
2 ローズマリーをトッピングし、CBDオイルをドロップする。

ホッと一息、"温活"コーラ

Homemade hot cola

ホームメイドホットコーラ

材料（1人分）
コーラシロップ……45ml
お湯……約200ml
CBDオイル……1〜8滴

[トッピング]
ミント……適量
シナモンスティック……適量

作り方
1 グラスにコーラシロップを入れ、お湯を注ぐ。
2 ミントとシナモンスティックをトッピングし、CBDオイルをドロップする。

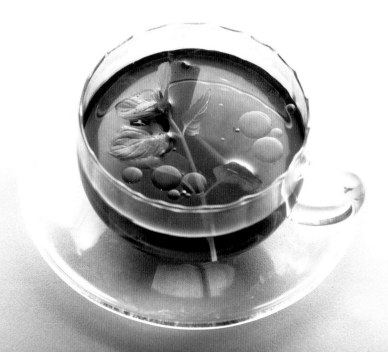

COCKTAIL

　カクテル監修：荻原マイコウ

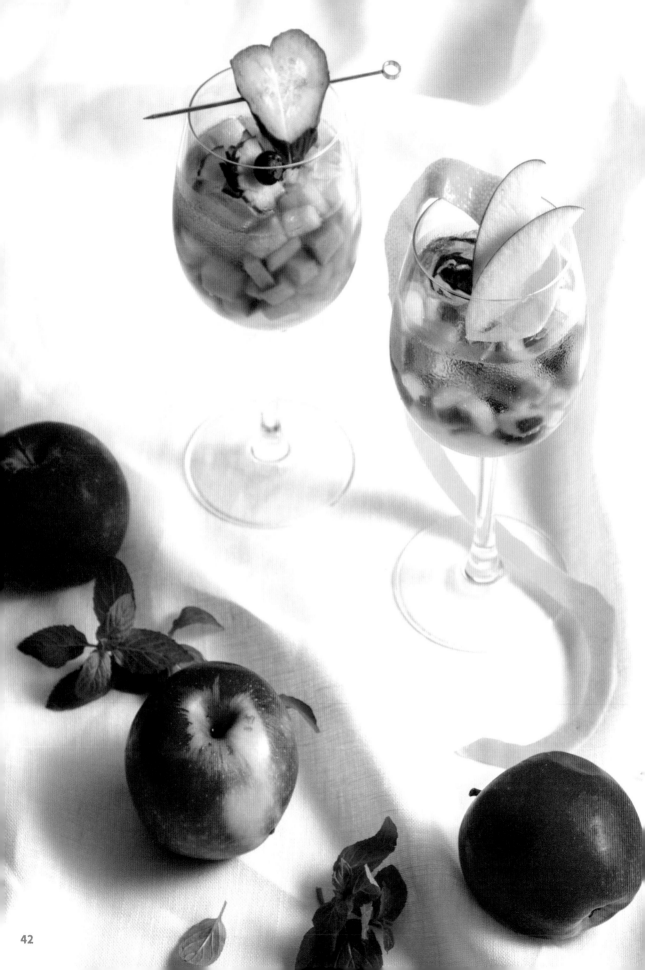

CBD ときゅうりの相性を楽しむ

ハーバルなカクテル

JAM tonic

JAM トニック

好相性のきゅうりと CBD の組み合わせのカクテル。きゅうりの
香り成分のノナジエナールやキュウリアルコールが、CBD 特有
の草のような青い香りと合わさり、カクテルの味わいに一体感
が生まれます。

材料（1 人分）
[ベース]
りんご……1/2 個
ブルーベリー……1/2 パック（約 50g）
きゅうり……1/2 本
レモン果汁……小さじ 4
きび糖……80g
白ワイン……750ml

トニック……適量
CBD オイル……1 〜 8 滴

※ CBD オイルの使用量については P.7 を
ご参照ください。

作り方
①りんご、ブルーベリー、きゅうりはよ
く洗い、りんごときゅうりは皮をむいて
好みの大きさにカットする。
②ベースの材料を全て合わせたものを器
に入れ、4 〜 8 時間冷蔵庫で冷やす。
③できあがったベースを氷入りのグラス
に 60ml 入れ、トニックを注ぎ、CBD オ
イルをドロップする。

Tips

数時間、漬け込むことできゅうり
特有の青くみずみずしい香りが、
りんごの風味とブルーベリーの酸
味とマッチ！ハーバルな味わいに
仕上がります。

Point

お好みでミントを加えると、より香りと
味わいを楽しめるハイクラスカクテル
に。トニックをソーダに変えればスッキ
リ感が UP ！

CBD と緑茶が醸しだす
和みのカクテル

Sapumu chajin

サプム・茶人

一口飲めば、爽やかな緑茶の香りが口の中に広がるカクテル。いくつかの CBD オイルが持つ、ハーバルな香りが苦手な人でも、楽しめます。また、緑茶に含まれるうまみ成分のテアニンにはリラックス効果があるため、CBD との相乗効果も楽しめます。

材料（1人分）
ジン……大さじ1
ホワイトバルサミコ酢……小さじ2
緑茶……80ml
CBD オイル……1〜8滴

作り方
①ホワイトバルサミコ酢を小鍋に入れ、1/2 になるまで弱火で煮詰める。ブクブクたってる泡が小さくなり、艶っぽくなってきた頃合いで火からおろす。
②①のバルサミコソースの粗熱が取れたらグラスに注ぎ、ジン、緑茶の順に加え、CBD オイルをドロップする。

Tips

そのままでは酸味が強いバルサミコ酢も煮詰めることでまろやかに。ジンと緑茶の香りと味わいを底上げし、引き立たせてくれます。

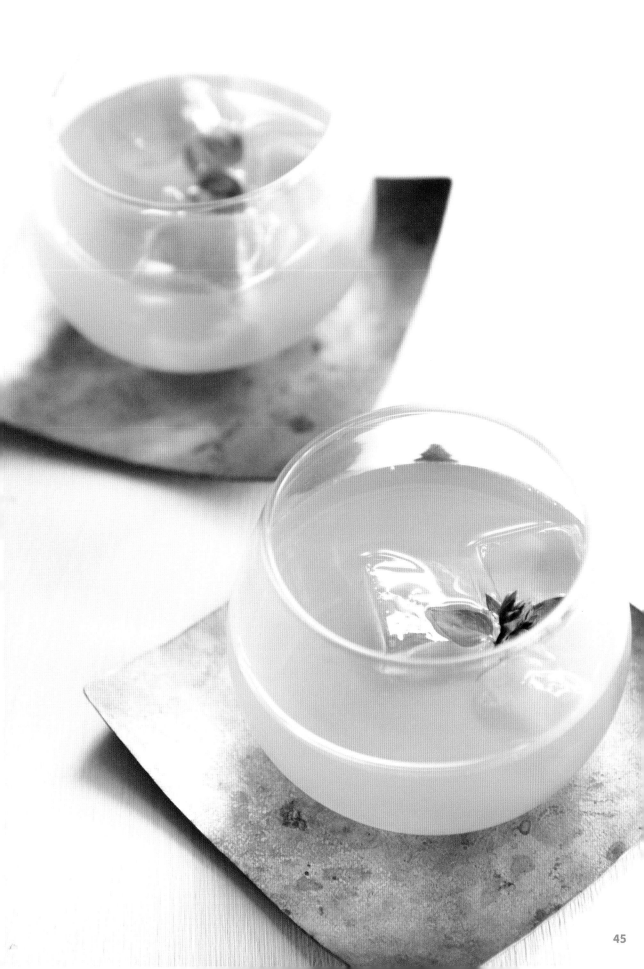

Pineapple tea cooler

パインティークーラー

トロピカルな風味を味わいながら、CBD が楽しめるカクテル。お好みの紅茶を使うことで、バリエーションが楽しめます。

材料（1人分）
ホワイトラム……大さじ 1
紅茶……30ml
パインジュース……70ml
アガベシロップ……小さじ 1
ライムジュース……小さじ 1
CBD オイル……1 〜 8 滴

作り方
①全ての材料を氷の入ったグラスに入れ、ステアする。

Tips
CBD オイルは、CBD と親和性の高いココナッツ MCT オイルを使用したものがおすすめ。トロピカル気分も高まります。

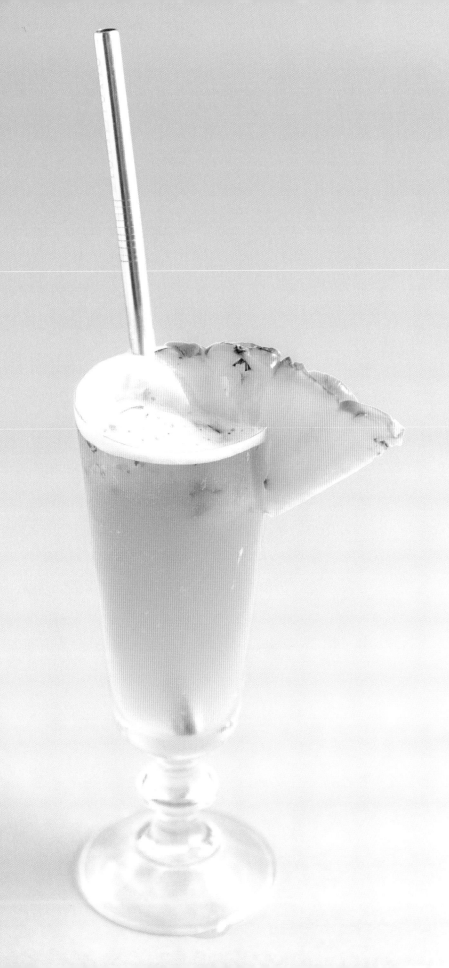

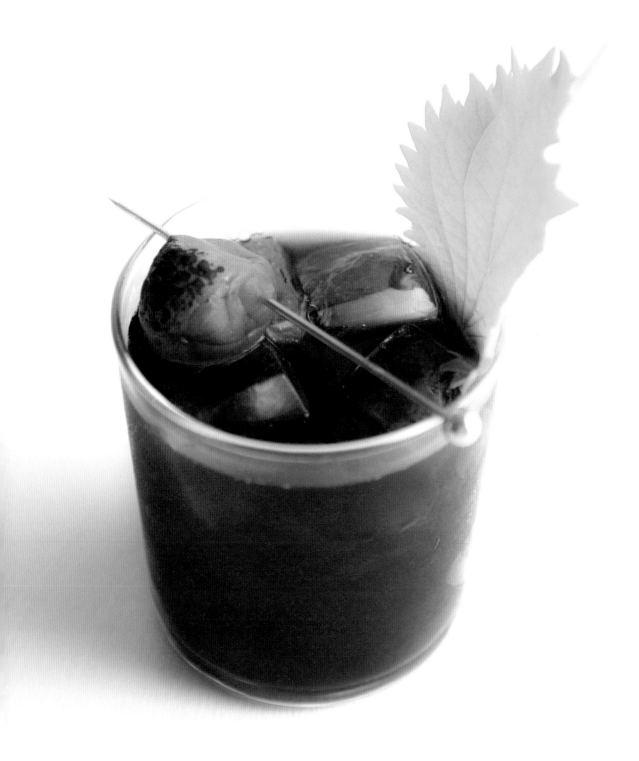

意外性を楽しむ 1 杯

Kazemachi

カゼマチ

あまり知られていない梅酒とコーヒーの意外で美味しい組み合わせ。酸味の強い梅酒を使うと、コーヒーの味わいが際立ちます。

材料（1 人分）
梅酒……30ml
アイスコーヒー……60ml
黒蜜……小さじ 1
CBD オイル……1 〜 8 滴

作り方
①全ての材料を氷の入ったグラスに入れ、ステアする。

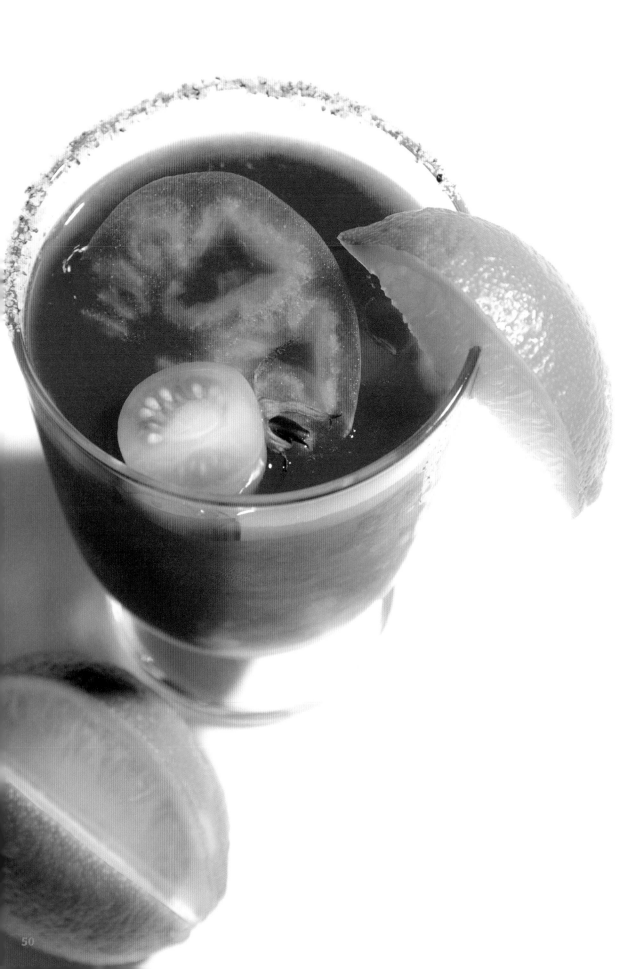

トマトとCBDを使った
ウイスキーベースのカクテル

Red stack

レッドスタック

ウイスキーのしっかりとしたコシが感じられる1杯です。ジンジャーエールを加えることで、口当たりも軽やかで飲みやすく。また、トマトに含まれるリコピンは油に溶けやすい性質のため、オリーブオイルを使った天然由来のCBDオイルと合わせるのがおすすめです。

材料（1人分）
ウイスキー……小さじ4
トマトジュース……40ml
ジンジャーエール……適量
CBDオイル……1～8滴

ライムジュース……小さじ1
塩・こしょう……適量

作り方
①ウイスキー、トマトジュース、ジンジャーエールの順にグラスへ注ぎ、やさしく混ぜる。
②仕上げにお好みで、塩・こしょうをグラスの縁に付け、ライムジュースを注ぎ、CBDオイルをドロップする。

Tips

塩・こしょうは、できあがったカクテルの最後に上から振りかけてもOK。ライムジュースはあえて混ぜ合わせないことがポイント。仕上げにフロートすることで、ひと口目とそれ以降の味わいが変わり、長く楽しめるカクテルになる。

CBD と豆乳を使った
女性にうれしいカクテル

White sand

ホワイトサンド

スイートベルモットを使った、華やかな香りと味わいが特徴のフローズンカクテル。甘さと酸味を持つグレープフルーツに、豆乳と味噌をプラスしてハーバルでコクのある味わいに。七味のピリっとした辛みもアクセントになります。

材料（1人分）
スイートベルモット……大さじ 2
グレープフルーツジュース……大さじ 2
豆乳……50ml
メープルシロップ……大さじ 1
白味噌……5g
氷……90g
CBD オイル……1 〜 8 滴

［トッピング］
七味……適量

作り方
①ミキサーに全ての材料を入れ、なめらかになるまで撹拌する。
②グラスに注ぎ、お好みで七味をトッピングする。

Point

豆乳に含まれる大豆イソフラボンは、女性ホルモンのエストロゲンと近い働きを持つ成分。また、CBD で女性特有のトラブル解消を経験している女性は多いため、豆乳 × CBD は女性にうれしい組み合わせのひとつといえる。

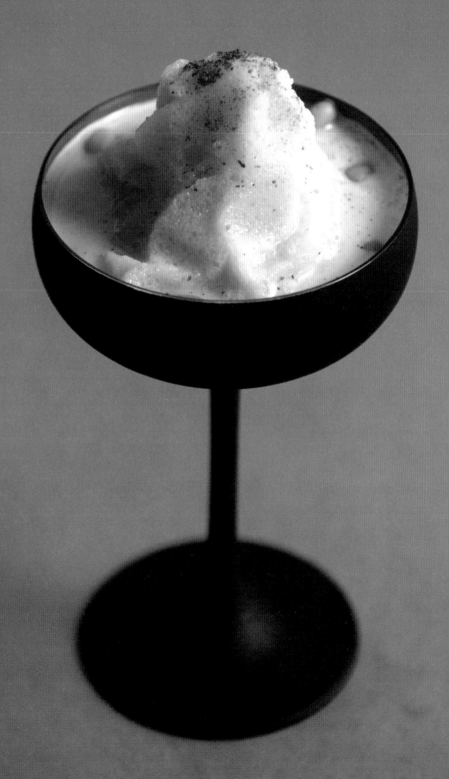

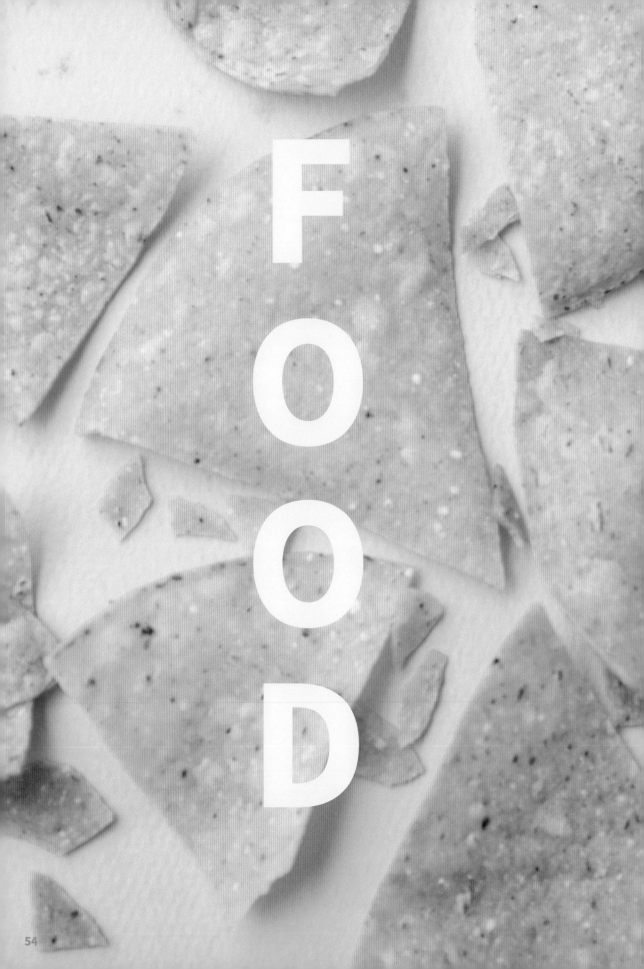

F
O
O
D

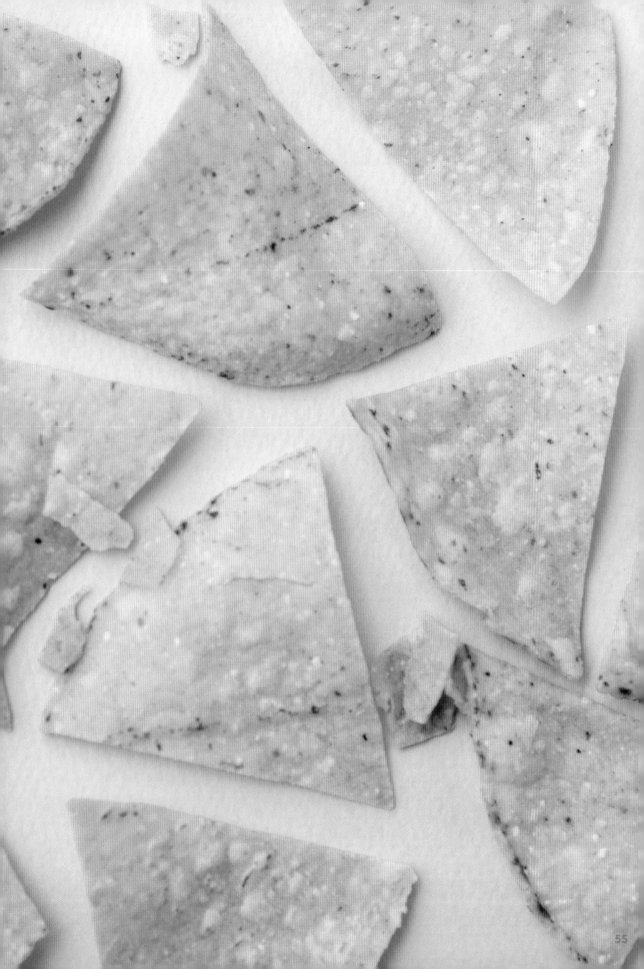

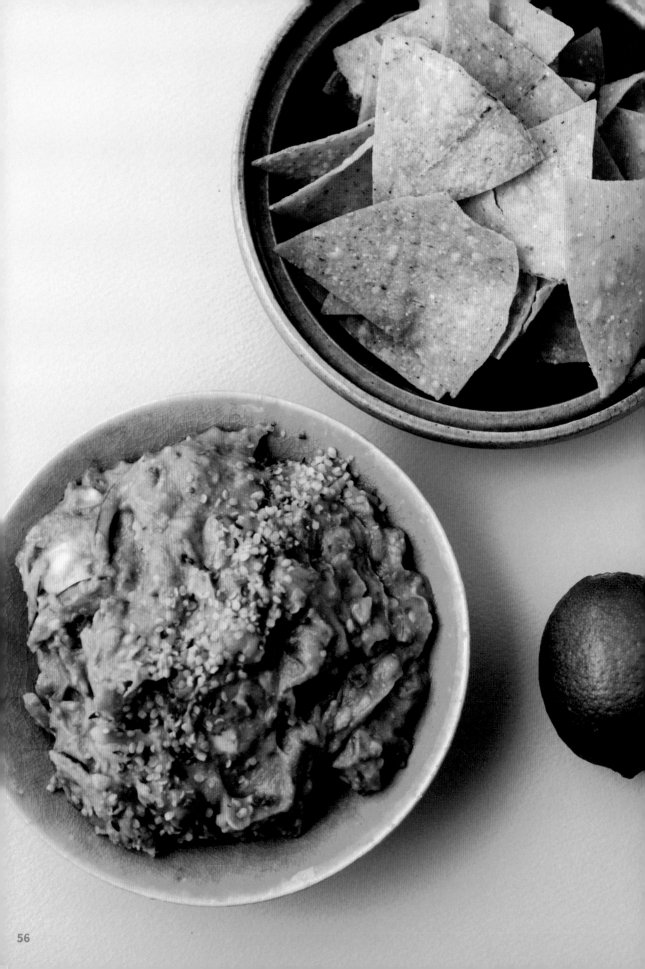

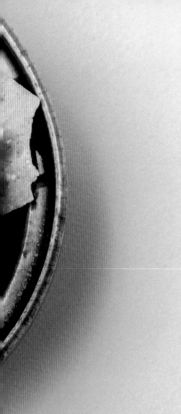

CBD とアボカドの
黄金コンビ

CBD Guacamole

CBD のワカモレ

CBD は脂溶性の特徴を持ち、脂肪がその媒体となるため、脂肪を含む食品と一緒に摂取することで、体内への吸収が促進され効果も高まります。全体の 20% 以上が脂肪分のアボカドとの相性は抜群です。

材料（作りやすい分量）
アボカド……1 個
赤玉ねぎ・・・1/4 個
赤パプリカ・・・1/8 個
トマト……1/4 個
青唐辛子……1 本
ヘンプオイル……小さじ 1
CBD オイル……1 〜 8 滴
クミン（パウダー）……小さじ 1/2
塩……適量

※ CBD オイルの使用量については P.7 をご参照ください。

作り方
①アボカドは皮をむいて種を取り、ボウルに入れて潰す。
②赤玉ねぎ、赤パプリカ、トマト、青唐辛子はみじん切りにして①のボウルに加え、よく混ぜる。
③クミンと塩を加え、味を調える。
④ヘンプオイルと CBD オイルを加え、軽く混ぜる。

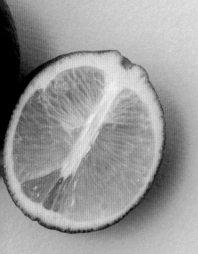

Raw mushroom marinade with CBD oil

生マッシュルームの CBD オイルマリネ

きのこ類は食べ物の中でも香りが豊かで、CBD と相性の良いテルペンが豊富です。生のマッシュルームと和えるしょうゆベースのマリネ液は、デーツを使うことで味に深みがプラスされます。また、黒こしょうやローズマリーに含まれるテルペンの「β - カリオフィレン」は、CBD との相乗効果が期待できます。

材料（作りやすい分量）
マッシュルーム（スライス）……50g
デーツ（みじん切り）……15g
にんにく（みじん切り）……1/2 片
しょうゆ……小さじ 2
オリーブオイル……大さじ 1
CBD オイル……1 〜 8 滴
黒こしょう……適量

作り方
①ボウルににんにくを入れ、オリーブオイル、しょうゆ、CBD オイルを加えて混ぜる。
②マッシュルームとデーツを加え、黒こしょうを振ってよく和える。

Point
マッシュして塩、こしょうを加えたアボカドを黒パンに塗ったものに、マリネをトッピングすれば、見た目も豪華なオープンサンドに。アクセントにイタリアンパセリとピンクペッパーを散らして。

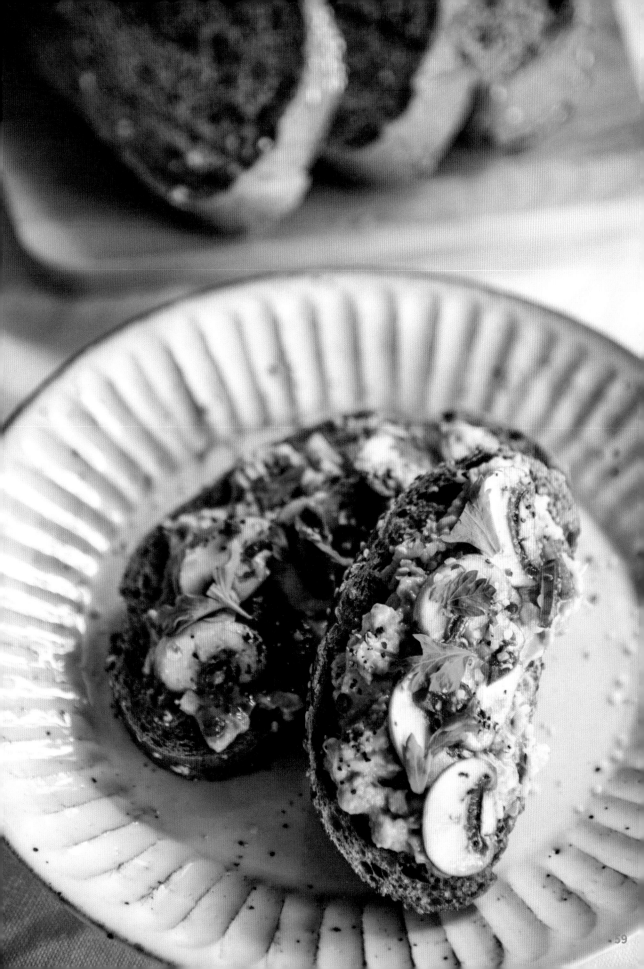

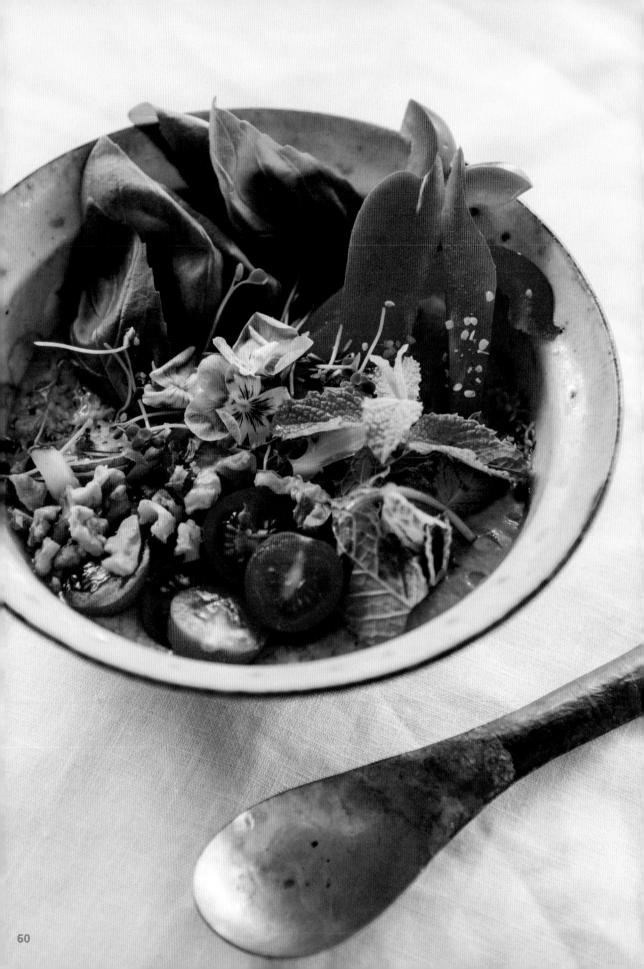

スパイス×ココナッツ×ハーブ

Thai style green curry

タイ風グリーンカレースープ

ココナッツミルクやアボカド、ヘンプシードを使い、飽和脂肪酸と不飽和脂肪酸をバランスよく取り入れた冷製スープ。バジルやミントなどのハーブ類に含まれる「エストラゴール」やライムの「リモネン」などのテルペンも一皿にたっぷりと組み込まれているため、CBD の吸収や相乗効果も UP します。

材料（作りやすい分量）
［スープの材料］
アボカド……60g
赤玉ねぎ……40g
ココナッツミルク……200ml
パクチー……10g
バジル……5g
ミント……5g
青唐辛子……1/2 本
ライム果汁……大さじ 2
カレー粉……小さじ 1/2
塩……小さじ 1/2

CBD オイル……1 〜 8 滴

［トッピング］　各適量
バジル
ミント
パクチー
赤パプリカ
ミニトマト
くるみ
赤玉ねぎ（スライス）
ブロッコリースプラウト
エディブルフラワー
ヘンプシード

作り方
①ミキサーに［スープの材料］を全て入れ、なめらかになるまで撹拌する。
②①のペーストを器に盛り、トッピングを飾る。
③ CBD オイルを全体にドロップする。

旨みと香りがぎゅっとつまった
満足感の高いひと皿

Cream of mushroom and rosemary soup

旬のきのことローズマリーのクリームスープ

きのこ類とローズマリーを合わせるオーソドックスなクリームスープ。きのことハーブの組み合わせは豊富なテルペンが含まれ、CBDとの相乗効果が期待できます。また、きのこに含まれるビタミンB群は加熱すると溶けだすため、スープにすると栄養分をしっかり摂ることができます。

材料（2人分）
オリーブオイル……20ml
にんにく（みじん切り）……1片
玉ねぎ（みじん切り）……1/4

マッシュルーム（スライス）……50g
エリンギ（スライス）……50g
生しいたけ（スライス）……50g
しめじ……100g

豆乳……350ml
ローズマリー……2本
塩……小さじ1/2
白こしょう……適量
黒こしょう……小さじ2
CBDオイル……1〜8滴

作り方
①鍋にオリーブオイルとにんにくを入れ、弱火で炒め、香りをオイルに移していく。
②にんにくが黄金色に変わったら玉ねぎを入れ、塩、白こしょうを加えしんなりするまで炒める。
③きのこ類を入れてさらに炒める。
④きのこがしんなりしたら豆乳とローズマリーを入れ、混ぜながら中火で沸騰しないように気をつけながら、温める。
⑤塩（分量外）を加え、味を調える。
⑥器に注いで黒こしょうをたっぷり振り、CBDオイルをドロップする。

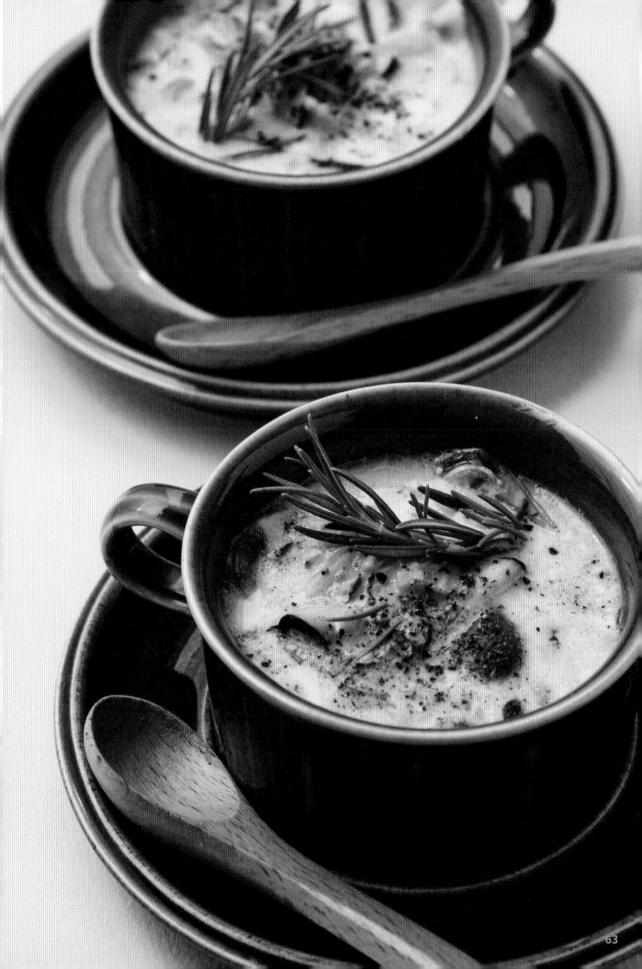

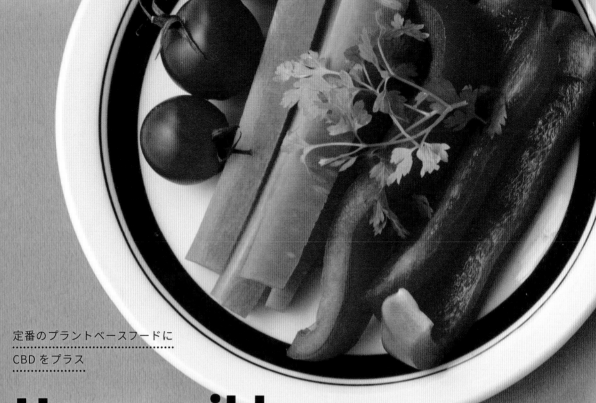

定番のプラントベースフードに
CBD をプラス

Hemp oil hummus

ヘンプオイルフムス

フムスはトルコやギリシアなどの中東や地中海地域で食べられて
いる、ひよこ豆をペーストにした伝統料理。ベジタリアンやヴィー
ガンには広く愛されているひと皿で、スパイスやオイルを多く使
うため CBD との相性もぴったり。野菜スティックやピタパンなど
にディップしてヘルシーに楽しめます。

材料（作りやすい分量）
ひよこ豆（水煮）……400g
白ごま……60g
豆乳……60ml
オリーブオイル……大さじ 1
ヘンプオイル……大さじ 1
にんにく……1 片
カレー粉……小さじ 1/2
塩……適量
CBD オイル……1〜8 滴

［トッピング］各適量
松の実
ヘンプシード
ヘンプオイル
チリパウダー
セルフィーユ

作り方
①ひよこ豆の水気をよく切り、他の材料
と一緒にミキサーに入れ、ペースト状に
なるまで撹拌する。
②器に盛り、トッピングの材料をお好み
に盛りつける。

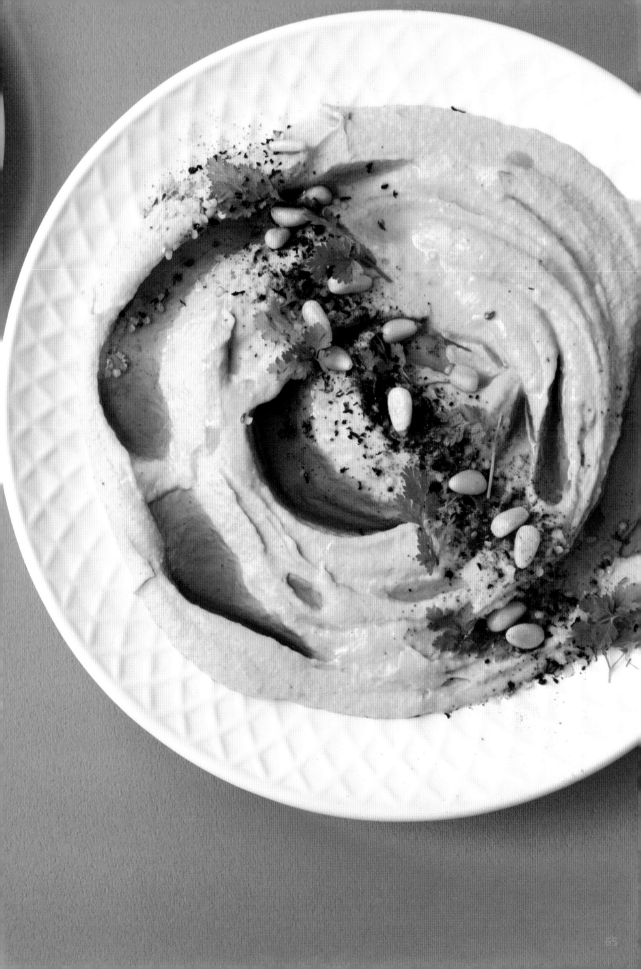

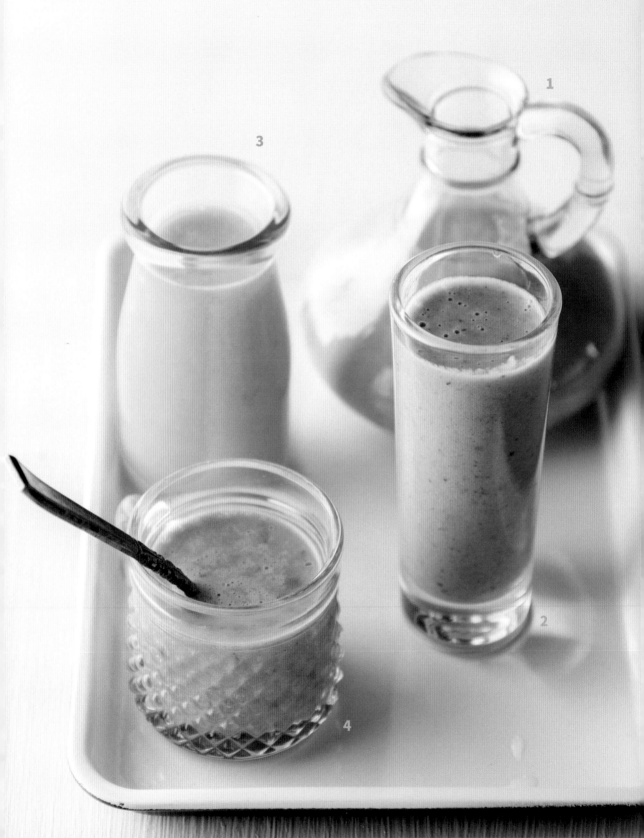

CBD salad dressing

CBD ドレッシング

デイリーにもパーティーにも、便利な CBD ドレッシング。ドレッシングにすることで CBD の吸収率が上がるのはもちろん、サラダにかければ野菜に含まれるビタミンやミネラルなどの栄養素の吸収を助けてくれる効果も。使用しているヘンプオイルは、植物油のなかでも人間の身体に必要な必須脂肪酸の含有量が約 80％と、最も多いオイルです。

材料（作りやすい分量）

1.［プレーン］
ヘンプオイル……175ml
CBD オイル……4 〜 20 滴
玉ねぎ……1/4 個
にんにく……1/4 片
塩……小さじ 2
白こしょう……小さじ 2

2.［タイミント］
［プレーン］のドレッシングの分量に以下の材料をプラスする。

パクチー……20g
ミント……10g
バジル……10g
カレー粉……小さじ 1

3.［キャロットタイム］
［プレーン］のドレッシングの分量に以下の材料をプラスする。

にんじん（みじん切り）……50g
タイム……5g

4.［メキシカンサルサ］
［プレーン］のドレッシングの分量に以下の材料をプラスする。

プチトマト……10 個
赤パプリカ……1/4 個
パクチー……10g
青唐辛子……2 本

作り方
①ミキサーに全ての材料を入れ、なめらかになるまで撹拌する。
②清潔な瓶に移し、冷蔵庫で保存する。

Orange, grapefruits and pomegranate salad

オレンジとグレープフルーツ、ザクロのサラダ

柑橘系の果物には「リモネン」が含まれており、爽やかな香りは
不安な気分やストレスを緩和する作用があるといわれています。
デザートではなく前菜として食べてほしいひと皿です。

材料（1人分）
オレンジ……1/2 個
グレープフルーツ（ホワイト）……1/2 個
グレープフルーツ（ルビー）……1/2 個

[トッピング] 各適量
CBD ドレッシング（お好みのフレーバー）
ザクロ
ミント
ヘンプシード

作り方
①オレンジとグレープフルーツは皮をむき、5mm ほどにスライスして器に盛りつける。
②トッピングの材料をお好みに盛りつけ、CBD ドレッシングをかける。

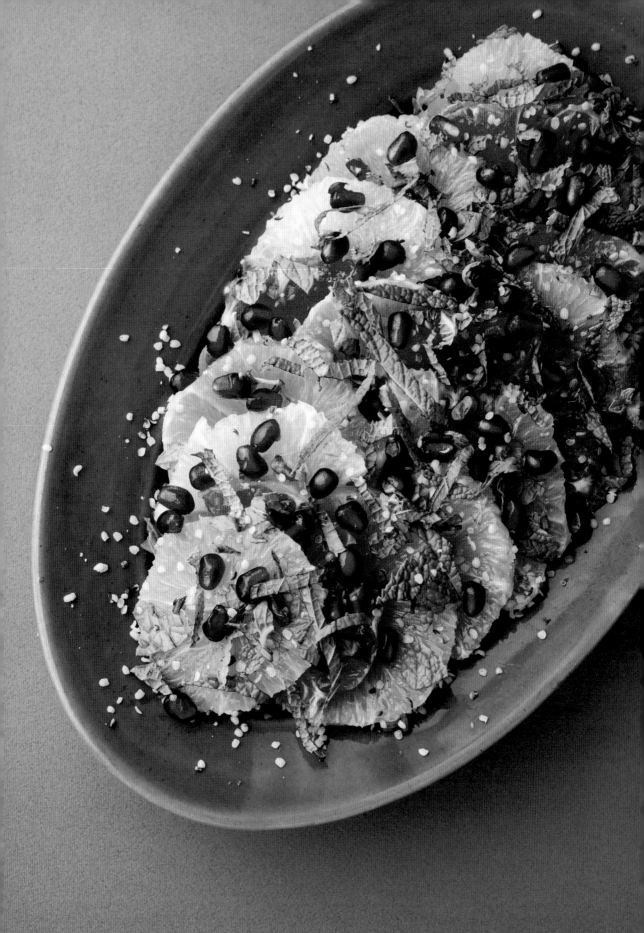

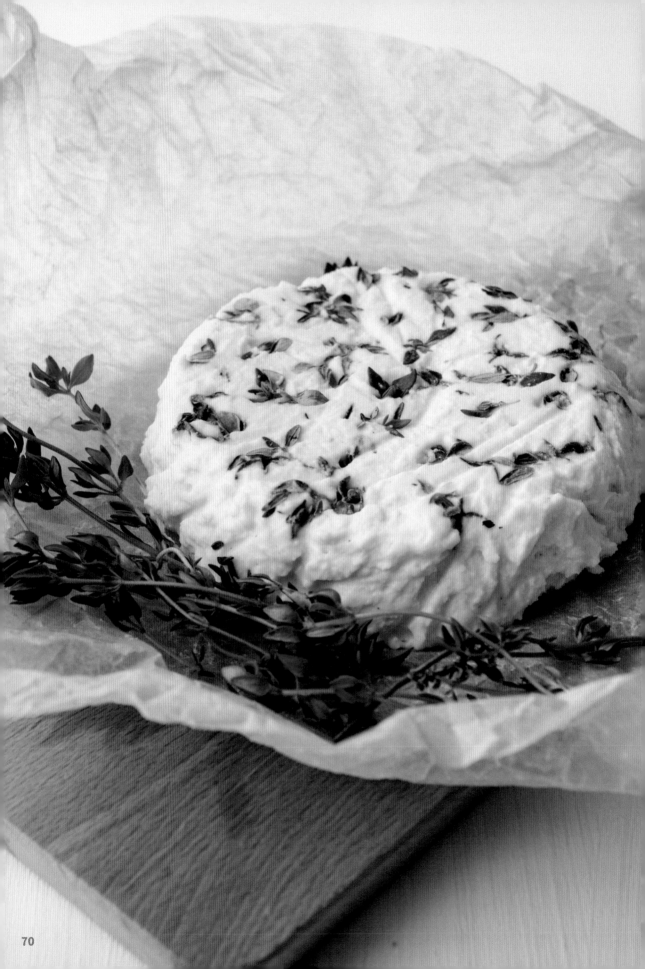

CBD vegan cheese

CBD ヴィーガンチーズ

豆腐とココナッツオイルのベースに、CBD オイルを加えた植物性のチーズです。タイムを加えることで「ミルセン」というテルペンにより、CBD の相乗効果も期待できます。

材料（作りやすい分量）
木綿豆腐（あらかじめ水切りをする）
……200g
ココナッツオイル（湯せんしたもの）
……大さじ 4
オリーブオイル……大さじ 1
にんにく……1/2 片
レモン果汁……小さじ 2
白ワインビネガー……小さじ 2
白みそ……小さじ 1
塩こうじ……小さじ 1
（※ 塩……小さじ 1/2 で代用可）
CBD オイル……3 ～ 24 滴
タイム……1 本

作り方
①タイム以外の材料をフードプロセッサーに入れ、ペースト状にする。
②①をボウルに移し、タイムを入れて軽く混ぜ合わせる。
③器やボウルにラップを敷き、②の豆腐チーズを流しこみラップを閉じる。
④冷蔵庫でひと晩寝かせる。

暑い夏の日に
爽やかなひと皿を

Caprese with watermelon and CBD vegan cheese

スイカと CBD チーズのカプレーゼ

日本の夏の風物詩、スイカ。デザートで食べるイメージが強いですが、中東やヨーロッパではフレッシュチーズと合わせる料理があります。甘いスイカと CBD チーズの味わいのコントラストと、バジルの香りが相性抜群。夏の暑い日は、器を冷蔵庫でキンキンに冷やして作るのがおすすめ。

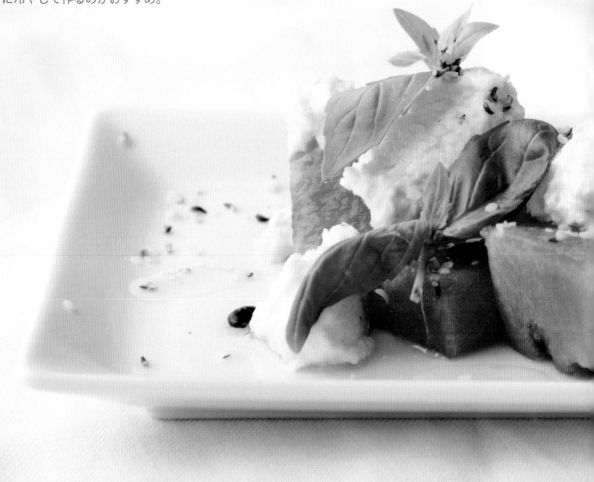

材料（1人分）
スイカ……1/16 個
CBD チーズ……20g
バジル……5g
エクストラバージンオイル……大さじ 1
ヘンプシード……小さじ 1

作り方
①器は冷蔵庫で冷やしておく。
②スイカは食べやすい大きさにカットし、CBD チーズと一緒に器に盛り付ける。
③バジルは適当な大きさにちぎって散らす。
④オリーブオイルを上から回しかけ、ヘンプシードをトッピングする。

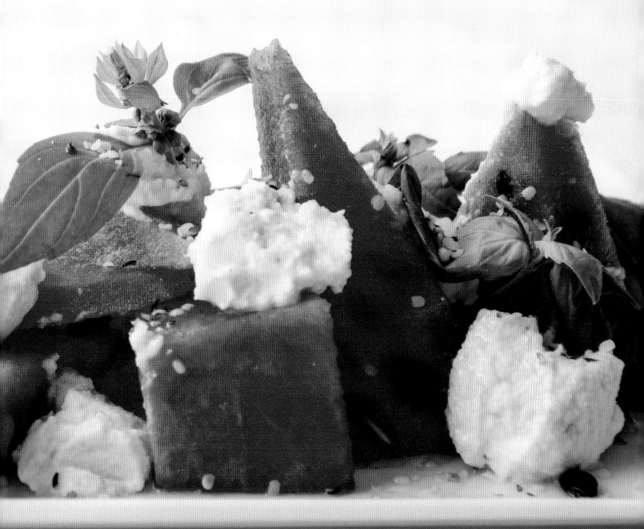

Wellness salad with kale and CBD vegan cheese

ケールと CBD チーズのウェルネスサラダ

CBD チーズと CBD ドレッシングに、栄養たっぷりのケールを合わせた主役になるサラダ。ケールには食物繊維やβカロテン、カルシウム、ビタミン C、ビタミン K、カリウムなどがバランスよく含まれています。トッピングのピーカンナッツは、オメガ 3 脂肪酸、銅や亜鉛といったミネラル類、ビタミン E が豊富。味も濃厚で、食感のアクセントにもぴったりです。

材料（2〜3 人分）
ケール……100g
CBD ドレッシング……大さじ 2

[トッピング]
CBD チーズ……50g
りんご（スライス）……1/8 個
ピーカンナッツ……40g
ザクロ……20g
スペアミント……5g
ヘンプシード……小さじ 2

作り方
①ボウルに CBD ドレッシングと適当な大きさにちぎったケールを入れ、和える。
②①を器にのせ、バランスを見ながらトッピングを盛りつける。

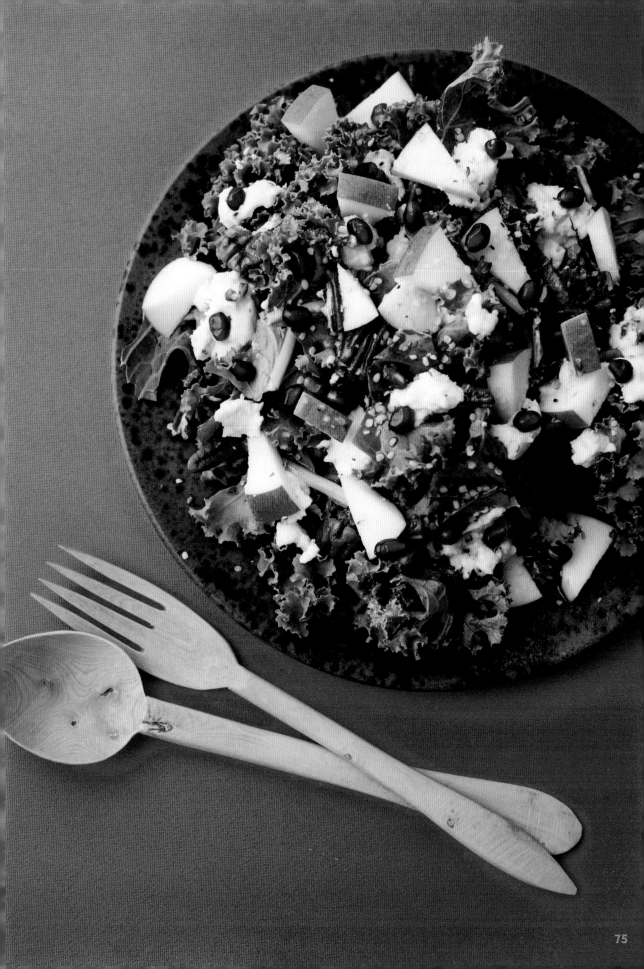

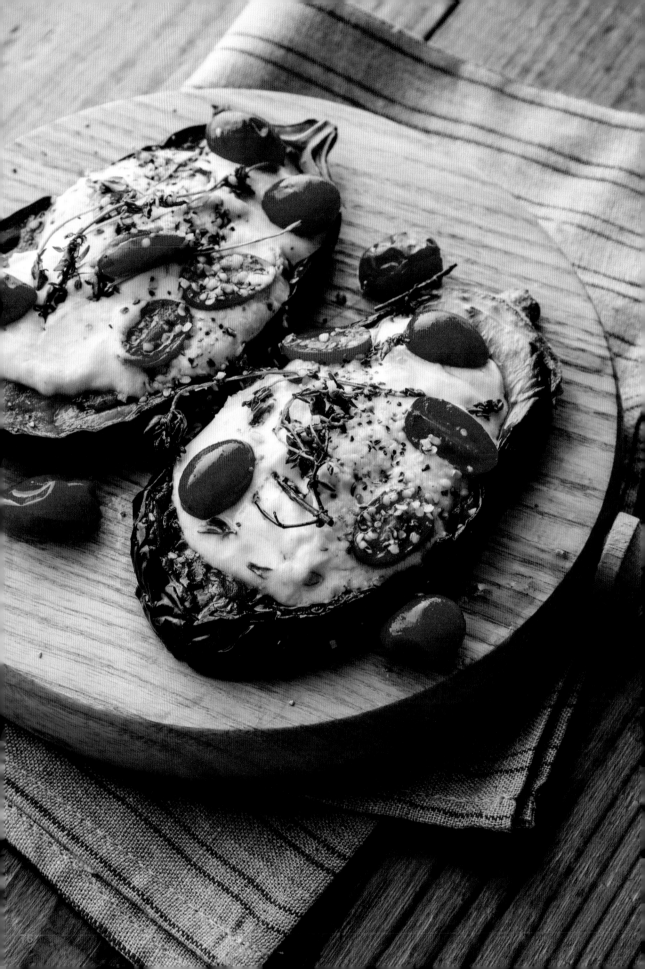

"Pizza style" grilled eggplant with CBD vegan cheese

米ナスのグリルと CBD チーズのピザスタイル

炒めものにぴったりの米ナスは、たっぷり油を染みこませてグリルし、CBD チーズを合わせたピザスタイルで。CBD オイルは加熱に適していないため、CBD チーズやマヨネーズなどに混ぜてソースとして使うのがおすすめです。

材料（2人分）
米ナス……1個
プチトマト……約10個
CBD チーズ……60g
オリーブオイル……大さじ4
塩・こしょう……適量
タイムパウダー……適量

作り方
①ナスはストライプ状に皮をむき、ヘタを取らずに 2cm ほどの厚さに縦にスライスする。
②ナスの両面に賽の目状に隠し包丁を入れ、オリーブオイルと塩・こしょう、タイムパウダーをまぶし下味を付ける。
③フライパンに多めの油（分量外）をひき、ナスを片面2分ほど焼く。
④同じフライパンにプチトマトを加え、火を通す。
⑤器にナスを盛り、CBD チーズをかけ、チーズの上にプチトマトをのせる。
⑥ヘンプシードをトッピングする。お好みでバジルをちらしても◎

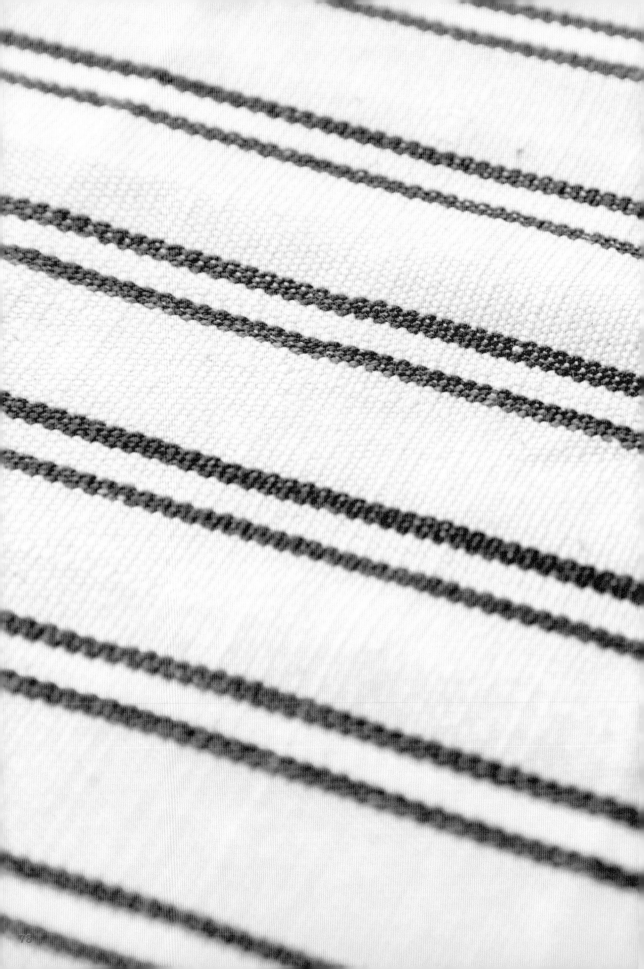

SWEETS

CBD raw chocolate

CBD ローチョコレート

海外でも人気の CBD を使ったチョコレートを手作りで。非加熱の
ロースイーツなら、CBD の効果も期待できます。また、カカオに
は恋に落ちたときのドキドキ感や気持ちが高揚しているときに脳
内で分泌されるホルモンのひとつである、「PEA」といわれる成分
も含まれています。

材料（作りやすい分量）
ローカカオバター……60g
ローカカオパウダー……40g
メープルシロップ……大さじ 2
CBD オイル……1 〜 8 滴

※ CBD オイルの使用量については P.7 を
ご参照ください。

作り方
①ローカカオバターを包丁で細かく削
り、湯せんしたボウルに入れる。
②湯せんが 48℃以上にならないよう気
をつけながら、ヘラでかき混ぜ溶かす。
③②のボウルにメープルシロップを入
れ、ローカカオパウダーを加えて、ダマ
がなくなるようにかき混ぜる。
④ローカカオパウダーが混ざりあった
ら、CBD オイルをドロップする。
⑤テンパリング作業をする。ボウルの底
に冷水をあて、温度を 28℃まで下げな
がらかき混ぜる。
⑥再び湯せんをし、31℃くらいまで温度
を上げながらかき混ぜる。
⑦お好きな型に流し込み、冷凍庫で冷や
し固める。

Tips → お好みのフレーバーの CBD オイル
を使えば、テイストやシーンに合
わせたチョコレートが完成！

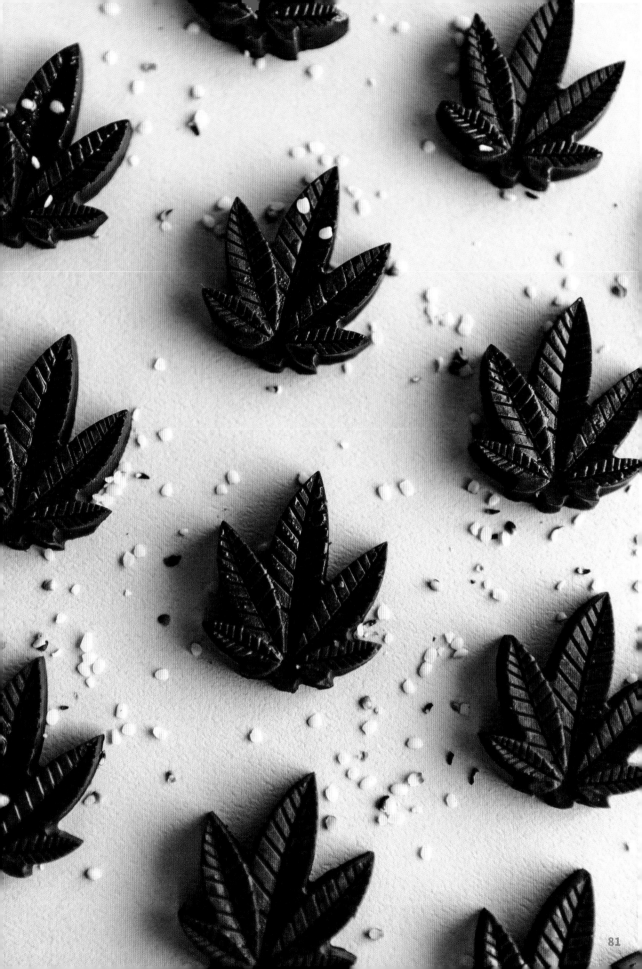

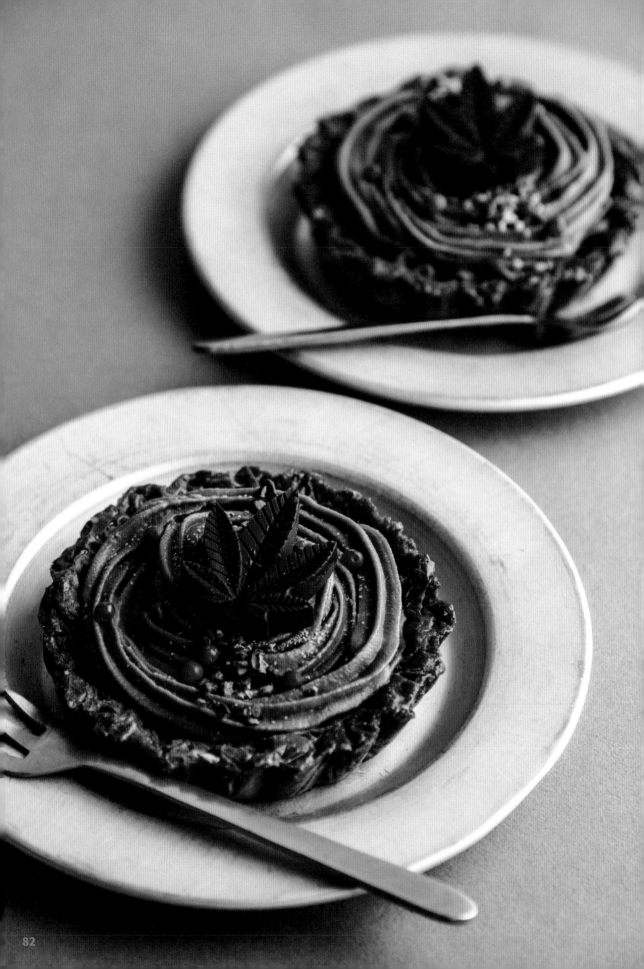

CBD raw chocolate tart

ローチョコレートタルト

ナッツをたくさん使用したロースイーツは、CBD との相性が抜群。ナッツにはヘルシーな不飽和脂肪酸が豊富に含まれるため、CBDの吸収率を高めてくれます。このタルトはカシューナッツとアボカドを使った、濃厚でリッチ口当たり。ピンクペッパーをちらして、味と食感にアクセントをプラスして。

材料（8cm のタルト型 2 つ分）

[タルト生地]
生アーモンド……50g
メープルシロップ……50ml
ココナッツオイル……大さじ 2
ローカカオパウダー……小さじ 2

[クリーム]
生カシューナッツ……100g
アボカド……100g
メープルシロップ……50ml
ローカカオパウダー……小さじ 4
ココナッツオイル……大さじ 1
バニラエッセンス……小さじ 1/2
CBD オイル……2 ～ 16 滴

[トッピング]
CBD ローチョコレート……2 個
カカオニブ……適量
ピンクペッパー……適量

作り方

[タルト生地]
①生アーモンドは 12 時間以上浸水し、ディハイドレーターなどで乾燥させておく。
②フードプロセッサーに［タルト生地］の材料を全て入れ、軽く粒が残るくらいまで撹拌する。
③タルト型にラップをしき、生地をスプーンなどで伸ばす。
④型にまんべんなくしき詰めたら冷凍庫に入れ、20 分以上冷やし固める。

[クリーム]
①生カシューナッツは 8 時間以上浸水し、水を切る。
②フードプロセッサーに［クリーム］の材料を全て入れ、なめらかになるまで撹拌する。
③絞り出し袋にクリームを入れ、あらかじめ固めたタルト生地に外側から内側へ円を書くように絞る。
④トッピングを盛りつける。

※生アーモンドがない場合は、加熱されたものを使用してください。その際は浸水とディハイドレーターの使用は必要ありません。

Tofu cheese cake with CBD and lime

ライムの豆腐レアチーズケーキ

CBD と相性の良い柑橘系のライムをたっぷりと使った、植物性の
レアチーズケーキ。柑橘系フレーバーの CBD オイルを使うとさら
に香りが豊かになるのでおすすめです。リラックスタイムにお好
みのハーブティーと一緒にめしあがれ。

材料（直径 18cm のケーキ型）

[クラスト]
ビスケット（お好みのもの）……150g
豆乳……45ml
ローカカオパウダー……大さじ 2
ココナッツオイル……小さじ 2

[フィリング]
A
木綿豆腐……400g
ココナッツオイル……120ml
ライム果汁……60ml
メープルシロップ……大さじ 3
CBD オイル……8 〜 64 滴（約 0.4 〜 3.2ml）
バニラエッセンス……小さじ 1
塩こうじ……小さじ 1

B
水……100ml
粉末寒天……2g

[トッピング]
ライムゼスト（表皮）……適量

作り方

[クラスト]
①ボウルに砕いたビスケットを入れ、豆
乳とローカカオパウダー、ココナッツオ
イルを加えて混ぜる。
②①のクラスト生地をケーキ型にしき詰
める。

[フィリング]
①木綿豆腐は水を切る。
②フードプロセッサーに①と A の材料
を全て入れ、ペースト状になるまで撹
拌する。
③鍋に水と粉末寒天を入れて沸騰させ、
沸騰したらさらに弱火で 1 分ほど煮立
てる。
④②のフードプロセッサーに③を入れ、
さらに撹拌する。
⑤クラストをしいた型に、混ぜあわせ
たフィリングをしき詰め、冷蔵庫で 1
時間ほど冷やし固める。
⑥食べる直前にライムゼストを振りか
ける。

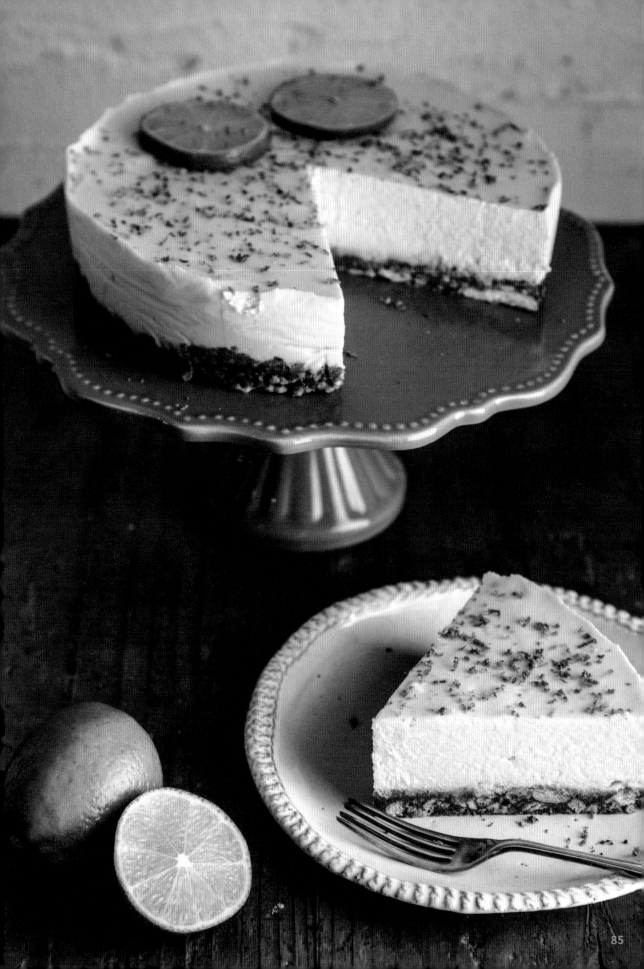

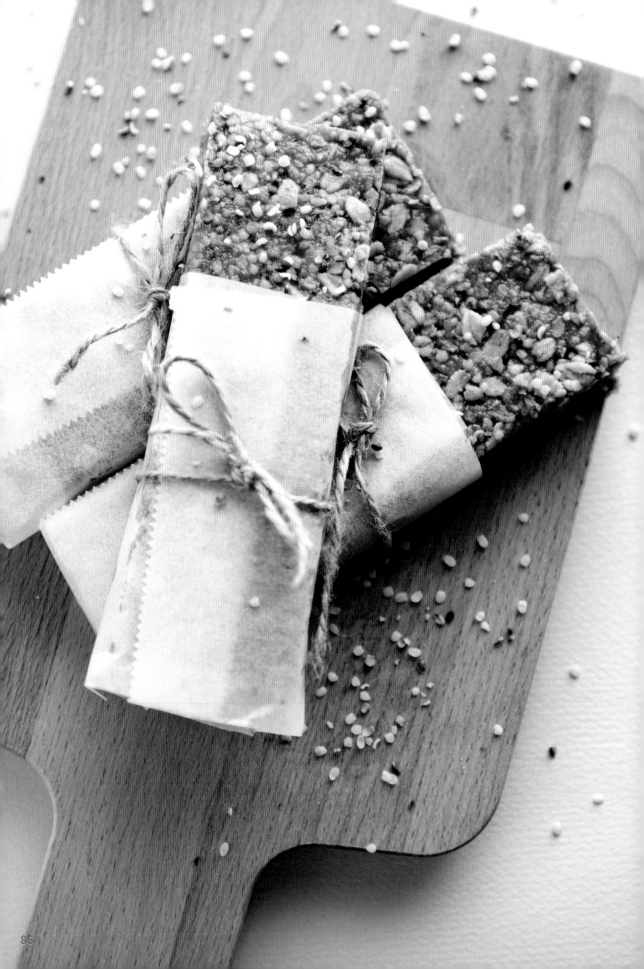

CBD protein bar

CBD プロテインバー

運動の前後はもちろん、忙しいビジネスパーソンの栄養補給にも
おすすめのプロテインバー。ヘンププロテインはたんぱく質の含
有量が 100g 中 50g と、鶏肉や大豆よりも多く含まれています。
また、ナッツの良質な脂質やオーツ麦とヘンプの食物繊維もたっ
ぷり。炎症抑制効果のある CBD をプラスすれば、栄養価の高いプ
ロテインバーが完成します。

材料
(18 × 18m の正方形のケーキ型／
プロテインバー 8 枚)
[A]
生くるみ……150g
デーツ……25g
ヘンププロテインパウダー……大さじ 1
ココナッツオイル……大さじ 1
ピーナッツバター……7.5g
CBD オイル……8〜64 滴(約0.4〜3.2ml)
塩……ほんのひとつまみ

[B]
オーツ麦……25g
ヘンプシード……25g

作り方
①生くるみは 2 時間以上浸水させ、ディ
ハイドレーターなどで乾燥させておく。
②フードプロセッサーに A の材料を全て
入れ、ねっとりするまで撹拌する。
③①をボウルに移し、B の材料を加えヘ
ラなどで混ぜ合わせる。
④ケーキ型に平らになるようにしき詰
め、冷凍庫で 2 時間ほど冷やし固める。
⑤固まったら 8 等分にカットする。

※生くるみがない場合は、加熱されたも
のを使用してください。その際は浸水と
ディハイドレーターの使用は必要ありま
せん。

Raw CBD brownie

RAW CBD ブラウニー

僕のお店でも人気のデザートレシピ。ナッツとデーツで作った濃厚なブラウニーに、ラム酒を加えて少し大人なテイストに。柑橘系やミント系など、さまざまなフレーバーの CBD オイルを使ってもおもしろいので、ぜひお気に入りの CBD オイルと合わせてみてください。

材料
(18 × 18m の正方形のケーキ型／
ブラウニー 8 枚)
[ブラウニー]
くるみ……300g
デーツ……100g
ローカカオパウダー……40g
CBD オイル……8〜64滴(約0.4〜3.2ml)
ココナッツオイル……大さじ 2
メープルシロップ……大さじ 2
ラム酒……小さじ 1/2
バニラエッセンス……小さじ 1/2
塩……ほんのひとつまみ

[ソース]
ピーナッツバター……15g
お湯……小さじ 2

作り方
[ブラウニー]
①フードプロセッサーに全ての材料を入れ、ねっとりするまで撹拌する。
②①をケーキ型に平らになるようにしき詰め、冷凍庫で 2 時間ほど冷やし固める。
③固まったら 8 等分にカットする。

[ソース]
①ボウルに全ての材料を入れ、ピーナッツバターをお湯で伸ばす。

Tips
重ねて盛り付ければ、パーティーにもぴったり。ソースをかけてラズベリーをのせれば、見た目も可愛いデザートに。

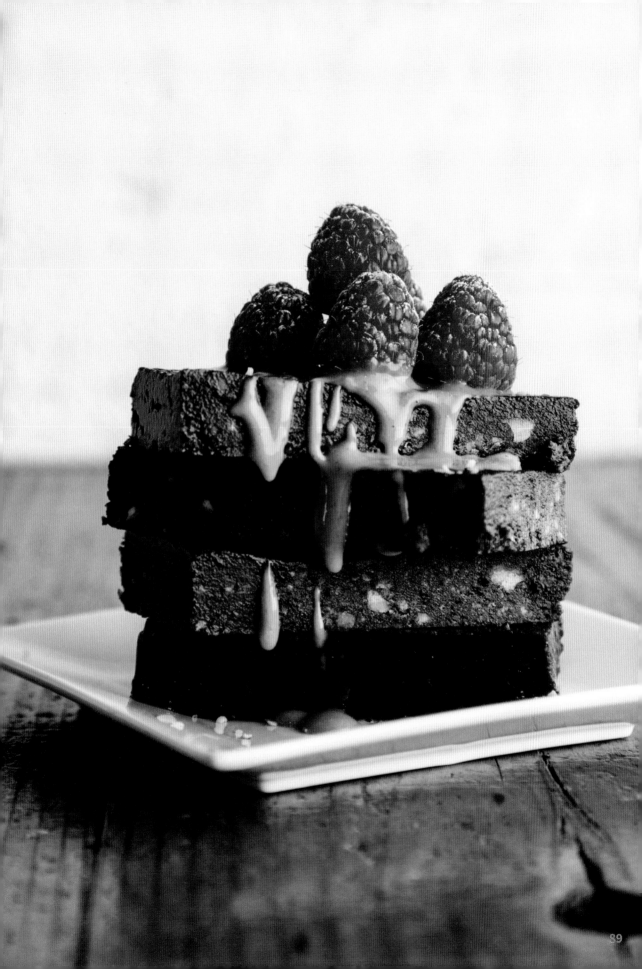

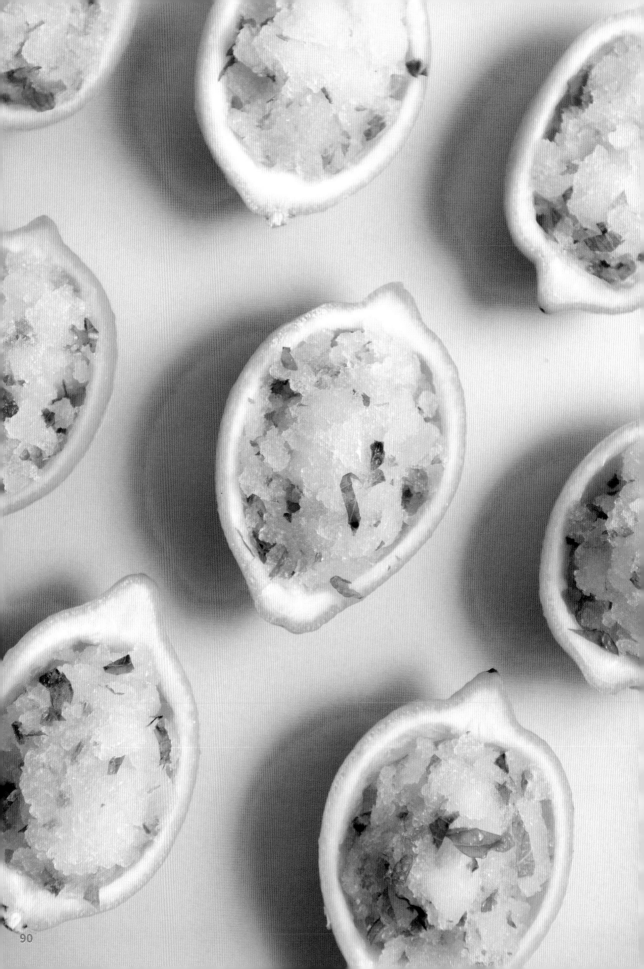

Lemon sherbet

レモンシャーベット

リフレッシュにぴったりのデザートは、レモンと CBD の組み合わせが、心、身体、精神を活性化します。 サウナやお風呂のあとに食べるのもおすすめです。

材料（2 個分）
レモン……2 個 ・
水……200ml
メープルシロップ……大さじ 2
きび糖……大さじ 2
レモン果汁……2 個分
ミント（刻んだもの）……10g
CBD オイル……4 〜 16 滴

作り方
①レモンは縦半分にカットし、果肉を取り出す。皮は器用に冷凍庫で冷やし、果肉は果汁を絞る。
②鍋に水を入れ沸騰させ、メープルシロップときび糖、レモン果汁を入れて溶かし、シロップを作る。
③②をボウルに移し粗熱を取る。人肌より少し温かいくらいの温度になったらCBD オイルをドロップし、スプーンなどでよく混ぜる。
④③をジップロックなどに入れ、冷凍庫で 3 時間以上冷やし固める。
⑤固まった④をすりこぎやブレンダーなどでシャーベット状にする。
⑥ミントを加え、冷えたレモンの皮の器に盛りつける。

Avocado maple ice cream

アボカドメープルアイスクリーム

日本で注目される日も近い？！
アメリカで人気の CBD 入りア
イスクリーム。濃厚でクリー
ミーな口あたりが楽しめます。

材料（4人分）
豆乳ヨーグルト……100g
アボカド（小さめにカットする）……
100g
メープルシロップ……大さじ 2
きび糖……小さじ 4
レモン果汁……小さじ 2
CBD オイル……4 ～ 16 滴

[トッピング]
ヘンプシード……適量

作り方
①ミキサーかブレンダーに全ての材料を
入れ、なめらかになるまで撹拌する。
②アイスの型に①を流し入れてヘンプ
シードを振りかけ、冷凍庫で 2 時間以上
冷やし固める。

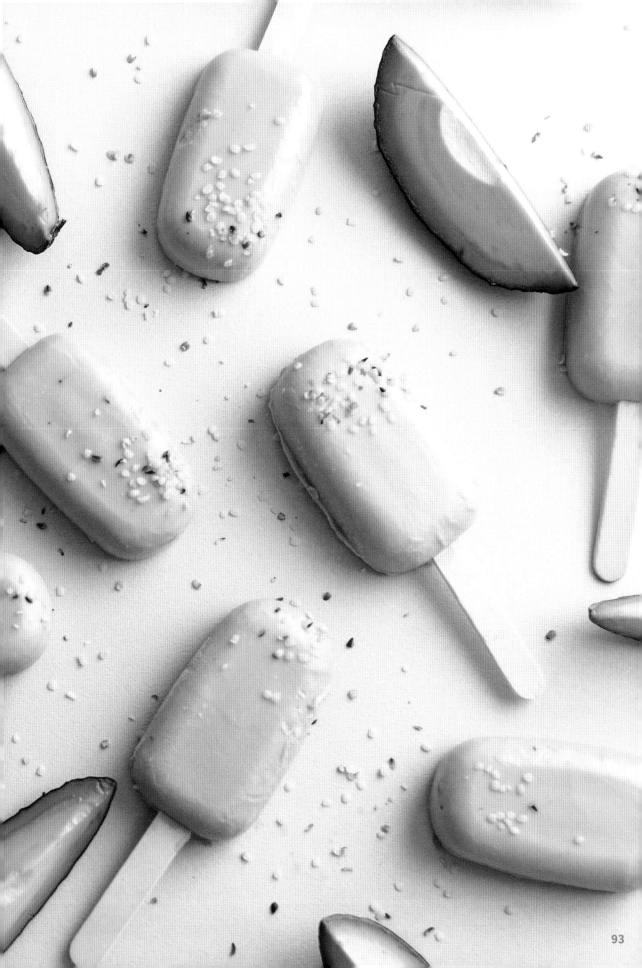

FOR DOGS

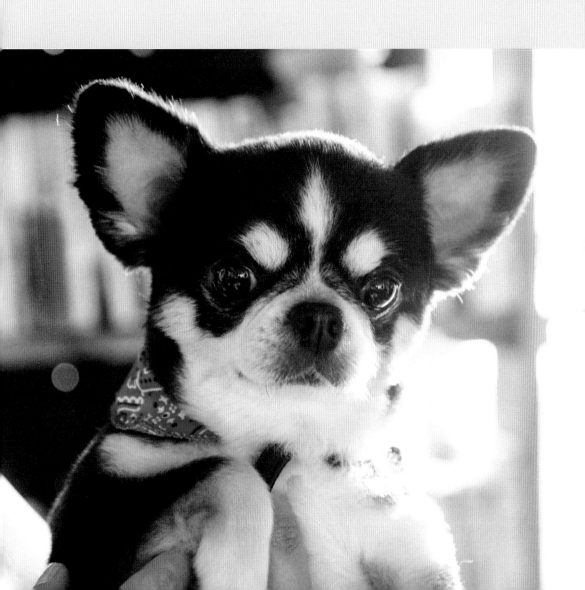

"Pot-au-feu" with koya-dofu

高野豆腐ポトフ

材料（直径 10cm の器 2 つ分）
高野豆腐……1 枚（約 16g）
かぼちゃ……30g
小松菜……30g
大根……30g
にんじん……20g
オートミール……20g
白すりごま……小さじ 1
ドライパセリ……小さじ 1/2
水……500ml
CBD オイル……適宜

作り方
①高野豆腐は水で戻し、戻し汁は取っておく。
②高野豆腐は 2cm 角、かぼちゃ、小松菜、大根、にんじんは 1cm 角にカットする。
③鍋に高野豆腐の戻し汁を注ぎ、かぼちゃ、大根、にんじん、オートミールを加えて加熱し、柔らかくする。
④③に高野豆腐、小松菜、白すりごまを加え、一煮立ちしたら火を止め、冷ます。
⑤器に盛り、ドライパセリ、CBD オイルをかける。

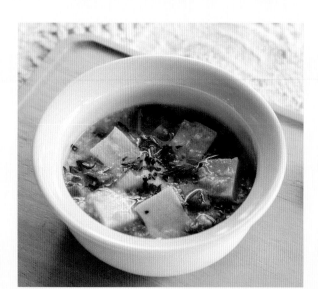

1 日に与えていい量の目安
▼
犬の体重：量
1kg：224g
3kg：510g
5kg：748g
10kg：1258g
15kg：1706g
20kg：2118g

このレシピで作ることのできる分量：575g
エネルギー：220kcal

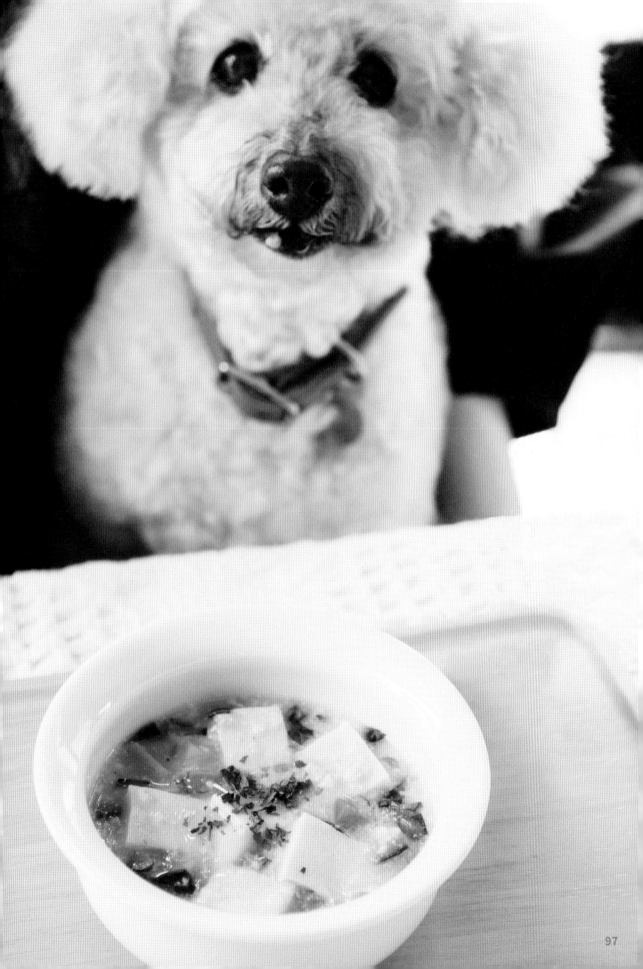

Soy salad bowl

ソイサラダボウル

材料（直径 12cm の器 2 つ分）
焼き豆腐……100g
ひきわり納豆……30g
ごはん……50g
ミニトマト……20g
レタス……10g
切り干し大根……10g
白ねりごま……5g
大葉……3g
きくらげ……2cm 程度のもの 3 枚
水……50ml

[トッピング]
そふとちゅ〜……適宜
※「そふとちゅ〜」の詳細は P105 へ

作り方
①切り干し大根、きくらげは水で戻す。
②焼き豆腐、ミニトマトは 1cm 角にカットする。レタス、切り干し大根、きくらげは粗みじん切り、大葉は千切りにする。
③器に②とひきわり納豆、ごはん、白ねりごま、大葉を盛る。そふとちゅ〜をほぐしてトッピングする。

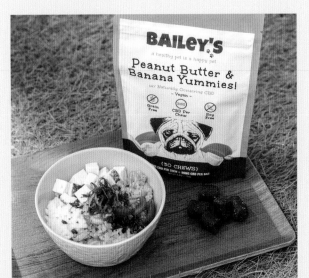

1 日に与えてよい量の目安
▼
犬の体重：量
1kg：112g
3kg：255g
5kg：374g
10kg：630g
15kg：853g
20kg：1060g

このレシピで作ることのできる分量：
302g
エネルギー：259kcal

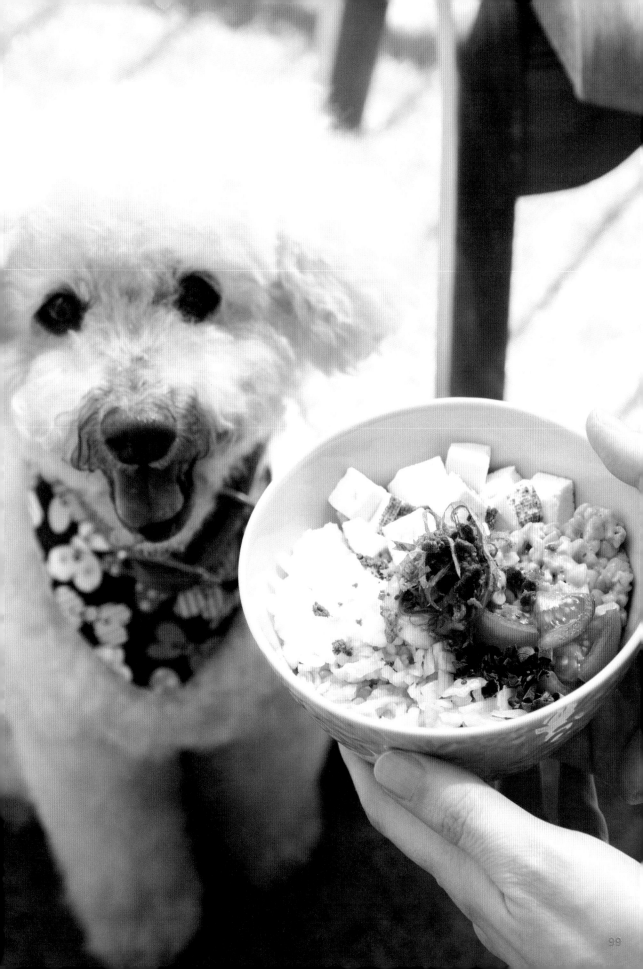

Favorite CBD

products to Try

CBD OIL

CBD レシピを作る際に欠かせない、CBD オイル。おすすめのブランドのものをご紹介します。お好みやライフスタイルに合わせて選んでみてください。

CBD オイル ゴールド 1000mg 10%
10ml ／ CBD：1000mg
（ヘンプタッチ）

ヨーロッパの厳格な基準をクリアした、天然由来のヘンプから低温抽出されたヘンプエキスを使用。CBD と相性の良い MCT オイルがブレンドされています。

**フレーバーティンクチャー
（ライチレモンキウイ）**
30ml ／ CBD：1000mg
（CBDfx Japan）

100％果物由来の香料を使用したフルーティーで爽やかな CBD オイル。直接口に垂らすのはもちろん、お好みのティーやスムージーに入れて飲むのもおすすめです。

HealthyTOKYO ユズシトラス 1200
20ml ／ CBD：1200mg
（HealthyTOKYO）

1200mg の CBD とその他のカンナビノイドを含む、ブロードスペクトラムタイプ。MCT オイルと天然のゆずエッセンシャルオイルを調合し、日本で作っています。

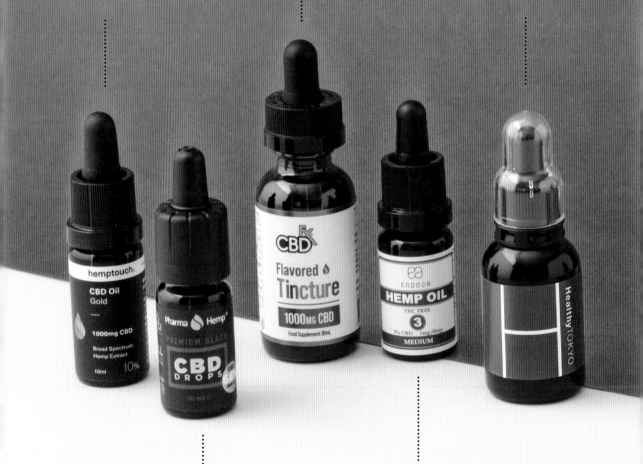

**6.6% プレミアム
ブラックオイルドロップ**
10ml ／ CBD：660mg
（Pharma Hemp Japan）

CO2 高圧プレッシャー抽出された高濃度 CBD にオリーブオイルをブレンドし、天然成分だけを使用した CBD オイル。ヘンプの良さを余すことなく配合しています。

ヘンプオイルドロップス 300mg CBD
10ml ／ CBD：300mg
（ENDOCA）

オーガニック認定されたヘンプの CBD、その他カンナビノイド、テルペン類などの多様な植物エキスを含むブロードスペクトラム CBD オイル。日々の心身のメンテナンスに最適です。

CBD オイル リラクシングスリープ
30ml ／ CBD：500mg
（チラクシー）

CBD を 500mg 配合した CBD オイルは、オ
レンジスイートとラベンダーの優しいフレー
バーが特徴です。リラックス効果があり、快
適な睡眠タイムにおすすめです。

エリクシノール CBD
ティンクチャー 3000
10ml ／ CBD：3000mg
（エリクシノール）

持ち運びに便利な 10ml のボトルに、30%高
濃度 CBD を含んだオーラルサプリメント。
健康維持や日々のリズムを整えたい時に。高
濃度なのに飲みやすく仕上げました。

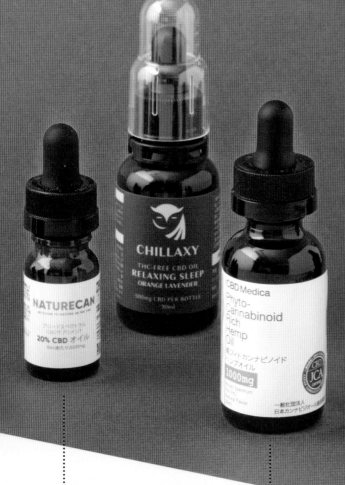
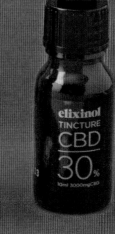

20% CBD オイル
10ml ／ CBD：2000mg
（ネイチャーカン）

100%アメリカ産のヘンプを使用したブロー
ドスペクトラム CBD に、オーガニック MCT
キャリアオイルを配合。天然成分のみが使わ
れたナチュラルなオイルです。

高フィトカンナビノイドヘンプオイル
30ml ／ CBD：1000mg
（CBD Medica）

特許出願中の技術で分子の分解を防ぎ高
CBD、テルペノイド、フィトカンナビノイド
抽出を実現。様々なカンナビノイドが自然な
バランスで存在する正統派 CBD オイルです。

CBD for SKIN

肌に塗るタイプの CBD もスキンケアから筋肉痛の軽減まで、さまざまな用途に合わせて選んでみてください。毎日のケアに取り入れることで、効果を実感できるはず。

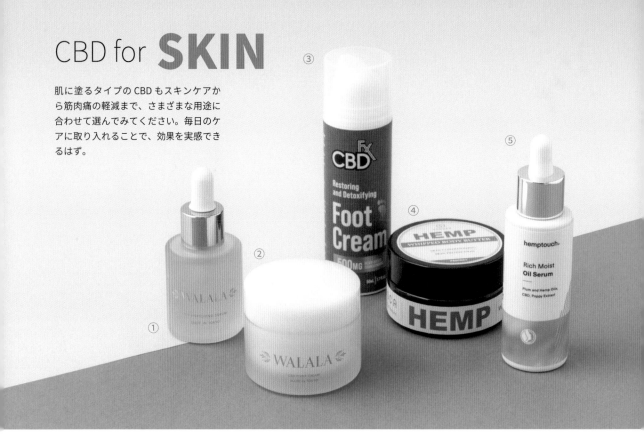

①
CBD エンリッチセラム
30ml ／ CBD：300mg
（WALALA）

貯水力の高いウチワサボテンオイルやバオバブ、アルガンオイルなどと CBD をバランスよくブレンド。みずみずしい潤いとハリを導き、エイジングケアにもアプローチします。

②
CBD ポイントクリーム
50g ／ナノ化 CBD：350mg
（WALALA）

国産の CBD クリーム。健康的で輝きのある肌をサポートする為、厳選された植物由来の成分を配合。肌なじみの良さと爽やかなレモングラスの香りはリフレッシュに最適です。

③
フットクリーム
50ml ／ CBD：500mg
（CBDfx Japan）

ブロードスペクトラム CBD に加え、ラベンダー、オレガノ、ティーツリー精油を配合。サラッとした塗り心地のフットクリームは足のニオイ対策にもバッチリ！

④
ミニ・ヘンプボディバター 450mg CBD
30ml (30g) ／ CBD：450mg
（ENDOCA）

高濃度の CBD を配合したボディバター。環境毒から肌を保護し、理想的なバリアを施します。また、肩や腰、顔の噛み締めケアなど、身体全身のケアにも使われています。

⑤
リッチモイストオイルセラム
30ml
（ヘンプタッチ）

CBD を配合したオイル美容液。オメガ脂肪酸やビタミン E が豊富なプラムシードオイルとヘンプシードオイルが肌に栄養を、ヒナゲシエキスがハリとツヤを与えます。

CBD for RELAX

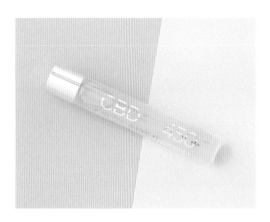

エリクシノール ロールオン 450
8ml ／ CBD：450mg
（エリクシノール）

ホホバオイルをベースに、蒸留法で抽出されたペパーミントと CBD をブレンドしたロールオンオイル。ストレスを感じてリフレッシュしたい時に手軽に使えるアイテムです。

CBD **SWEETS**

おやつの時間も CBD 配合のアイテムで、リフレッシュ！手軽に持ち運べる CBD のおやつは、グミやキャンディ、クッキーなど種類も豊富です。

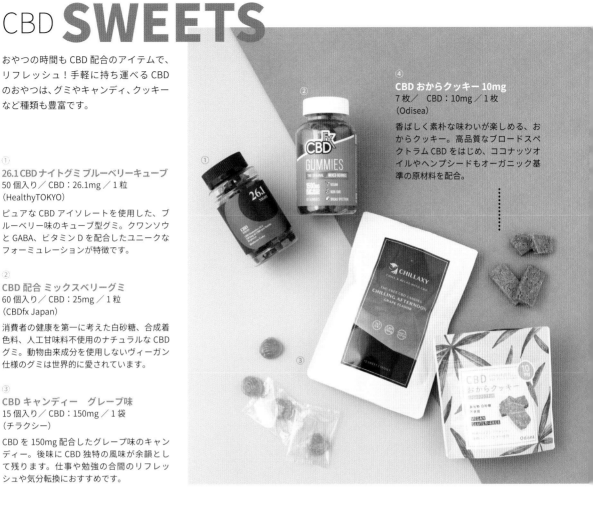

④
CBD おからクッキー 10mg
7枚／ CBD：10mg ／ 1枚
(Odisea)

香ばしく素朴な味わいが楽しめる、おからクッキー。高品質なブロードスペクトラム CBD をはじめ、ココナッツオイルやヘンプシードもオーガニック基準の原材料を配合。

①
26.1 CBD ナイトグミ ブルーベリーキューブ
50 個入り／ CBD：26.1mg ／ 1粒
(HealthyTOKYO)

ピュアな CBD アイソレートを使用した、ブルーベリー味のキューブ型グミ。クワンソウと GABA、ビタミン D を配合したユニークなフォーミュレーションが特徴です。

②
CBD 配合 ミックスベリーグミ
60 個入り／ CBD：25mg ／ 1粒
(CBDfx Japan)

消費者の健康を第一に考えた白砂糖、合成着色料、人工甘味料不使用のナチュラルな CBD グミ。動物由来成分を使用しないヴィーガン仕様のグミは世界的に愛されています。

③
CBD キャンディー　グレープ味
15 個入り／ CBD：150mg ／ 1袋
(チラクシー)

CBD を 150mg 配合したグレープ味のキャンディー。後味に CBD 独特の風味が余韻として残ります。仕事や勉強の合間のリフレッシュや気分転換におすすめです。

CBD for **PETS**

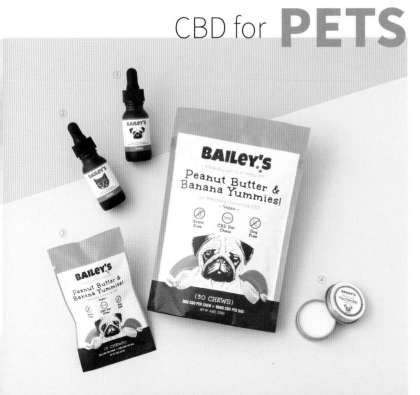

ペットを飼っている方には、ペット専用 CBD ブランド BAILEY'S（ベイリーズ）のアイテムがおすすめ。アメリカ最大級のコンテストで優勝実績のある実力派ブランドです。CBD オイルはもちろん、おやつやクリームまで揃うため、愛するペットの不調をケアし、健康をサポートしてくれます。

①
わんこおいる
15ml ／ CBD：150mg

②
にゃんこおいる
15ml ／ CBD：100mg

③
そふとちゅー
5 個入り／ CBD：15mg
30 個入り／ CBD：90mg

④
にくきゅうクリーム
14g ／ CBD：50mg

（以上全てベイリーズ）

SHOP LIST

ライフスタイルに合わせた CBD の提案から、
ドリンクやスイーツなどを気軽に楽しめるカフェまで。
CBD ライフをサポートしてくれるショップをご紹介します。

VapeMania CBD Dispensary Store
TEL：03-5937-0099
住所：東京都台東区東上野 3-16-3 東宝ビル 31 号室
営業時間：12:00 〜 21:00
定休日／日曜

GReEN（グリーン）
TEL：03-5809-3655
住所：東京都中央区東日本橋 2-11-5 1F
営業時間：12:00 〜 21:00
定休日／なし

**CBD LAB Pharma Hemp Japan
（CBD ラボ ファーマヘンプジャパン）**
TEL：03-5483-0578
住所：東京都大田区田園調布 2-44-8
田園アカデミーマンション 102
営業時間：12:00 〜 20:00
定休日／なし

ENDOCA SHOP（エンドカショップ）
TEL：0467-33-5678
住所：神奈川県鎌倉市鎌倉山 2-16-36
営業時間：11:00 〜 17:00
定休日／土日祝
※平日営業日は完全予約制です。
ENDOCA 公式サイト https://endoca.co.jp/ より
ご予約ください。

GREEN LIFE（グリーンライフ）
TEL：092-231-2622
住所：福岡県福岡市中央区警固 1-15-31 101 号室
営業時間：12:00 〜 22:00
定休日／なし

CBD (coffee) 麻布十番店／駒場東大前店
TEL：03-6887-0302
住所：東京都港区南麻布 1-6-5
　　：東京都目黒区駒場 2-1-7 駒場パークサイドヒルズ 1F
営業時間：10:00 〜 20:00
定休日／なし、月曜（麻布十番店）

**HEMP by SKY GREEN
（ヘンプバイスカイグリーン）**
TEL：03-6263-0232
住所：東京都中央区銀座 1-13-8 ハビウル銀座 1F
営業時間：11:00 〜 18:00
定休日／土日祝

タヒチアンノニカフェ＆モリンダショップ
TEL：03-4330-8639 ／ 03-4330-8700（ショップ専用）
住所：東京都新宿区西新宿 3-2-2
　　　モリンダビルディング 1F & 2F
営業時間：10:00 〜 18:00
定休日／土日祝

CBD NATION 渋谷 1 号店
住所：東京都渋谷区宇田川町 17-2 渋谷伸エビル 1 F
営業時間：12:00 〜 22:00

G8DSTAND（グッドスタンド）
TEL：045-319-6988
住所：神奈川県横浜市中区山下町 124-5-1F
営業時間：平日 10:30 〜 17:00 ／土日祝：11:00 〜 18:00
定休日／火曜日

CHILLAXY CBD SHOP & CAFE
住所：神奈川県横浜市中区伊勢佐木町 4 丁目 114-102
営業時間：11:00 〜 19:00
定休日／不定休

**HealthyTOKYO CBD Shop & Cafe
（ヘルシートーキョー CBD ショップ & カフェ）**
…原宿店
TEL：03-4405-6203
住所：東京都渋谷区神宮前 3-27-14
営業時間：11:00 〜 20:00
定休日／なし

…江戸川店
TEL：050-5526-2320
住所：東京都江戸川区中央 1-18-8
営業時間：8:00 〜 20:00
定休日／なし

…代官山店
TEL：03-6452-5682
住所：東京都渋谷区代官山町 10-10
営業時間：11:00 〜 20:00
定休日／なし

…羽田空港店
TEL：03-4405-6202
羽田空港第 2 ターミナル 3F
営業時間：6:45 〜 20:00
定休日／なし

※記載されている内容は 2021 年 9 月の情報になります。

HEMP CAFE TOKYO

ヘンプ・カフェ・トーキョー

　HEMP CAFE TOKYO（ヘンプ・カフェ・トーキョー）は、2017年に「ウェルネス」と「サステナブル」なライフスタイルを提案するレストランカフェとして東京・恵比寿でスタートしました。日本ではまだまだ未常識の「HEMP・CBD（麻）」と「100% VEGAN」をコンセプトとした、【食と常識を変え、未来を変えていく】発信地とし、性別、国籍、宗教、価値観、性的思考、普段の食志向を越えて繋がれるボーダレスな空間と、心と身体と地球が喜ぶ料理や笑顔を提供しています。

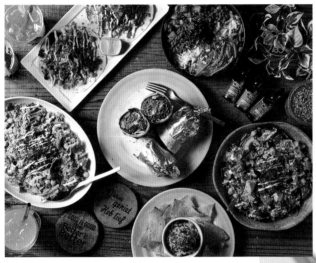

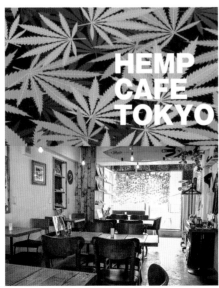

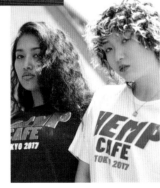

TEL：03-6427-1984
住所：東京都渋谷区東 3-17-14-8F
営業時間：
ランチ　火〜土 11:30 〜 15:00（Lo14:00）
ディナー　月〜土　18:00 〜 22:00（Lo21:00）
定休日／月（ランチ）、日（ランチ、ディナー）
http://hempcafetokyo.com
🄾 hempcafetokyo

Photo：Miyauchi Tatsuya

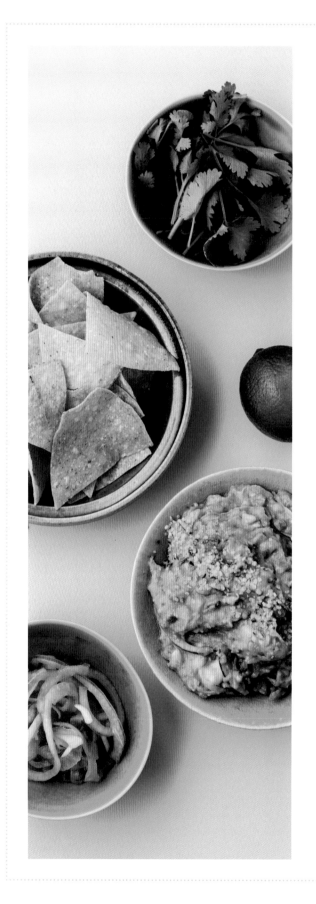

special thanks!

株式会社 Odisea
CBDfx Japan（カムバイダイレクト合同会社）
Lino Café

株式会社 GIVER 代表取締役社長　土井あゆみ
芹澤雅美

鈴木 真由美
松永恵子
麻由羅
Tami&Dai
CBDLibrary
あきさと明美

Nail Salon mondo
Sera Violette

髙田遼
小泉れんげ
坂梨夏木
チラクシー合同会社　井上寿毅
Niki
海と森と micaco

クラウドファンディング「【CBD × VEGAN】のレシピ本を 1500 人に届けたい！」
プロジェクトにご支援・ご協力いただき、ありがとうございました！

和嶋翔美
LABO ZERO
塩谷由記枝
Artist Chikara
江藤菜摘
川野宏明
福住舞
丸山祐子
Satomi Kurimoto
マサヒロ
manana 三重県
vegan_obento
大澤詩織
鷲野雄哉・寛子
セイカノセカイ
艶菜 (エンナ)
Maikol Ogihara
弘実
吉田友美
薬草庵 山内ちえ
えみ
&re:sin
石橋 拓也 & 詩織
@mrcflt.jr
麻の実普及協会　麻美
ルッコラほうれん草
di garden rawcakes
丹波千佳
Nagisa555
亀井渡
Yuha
しのぶ
NOALA 田中雄也
MACHIKO
JJ

Laki
Suda Arisa
河原あい
武者まゆ
akicoco
角田勝洋
三好尚子
新藤徳子
松下希恵
CBD green 高田かをり
広瀬千春
荒川裕美
Green Akari
ゆうり
Seira Matsuda
eri fujita
方波見えみり
國見まどか
アッシー（青春堂）
中野杏菜
浜田歩実
CBD MAMA
TAKAHIRO KAWAMOTO
峯浦絵里
ドゥルミ
林田瑞季
LANI DAWG@shonan
兒島沙知
西島 美子
CBD Medica
CBD GREEN
井口順子
薬師寺亮・遥香
TOMOTOMO
谷口佳奈

CBD シェフマッツン
Hinako Oyama
Teressa
髙瀬可奈子
LOVST TOKYO
びーち
田中 友子
aki_akesada
CHINATSU MASUIKE
麻由羅
NOAH
永井葉月
ガジマル
吉田慎一郎
齋田佳秀
井上ヨーダ
Anna Wakasugi
西牟田吉
Kiriko
Keiko Matsumoto
たまざわみほ
小林トオル
西村米世
MOE
福安由佳
合同会社 SIACO
Kohei Yagi
髙橋若葉
プロテインひろこ
Okamoto Sayaka
野々口明美
米野智人
ZUN
naturalmystic_CBD
石田吉信

sekinekko4
宇佐美香織
YASUYUKI
こめじるし　黒田あゆみ
グリーンヘルスライフ
あんふぁ〜む
Manami Kiyota
篠秀和 (ヴィーガン美容師)
Hiroaki Kitamura
kaori.matayoshi
田代ゆかり
ちえぱん
田代旭
Miryan
加藤陸
平松寛基
The Lovers
岩田由美
Masami Narizuka
小川宏樹（ATSURAELU）
スソン
Veggiemade
佐々木華江
野澤麗花
河崎さやか
磯貝唯菜
misaki
藤原利菜
CBD 部 ロジャー
永井大貴
SAYURI んご
Design Studio　Lp style 大木莉恵
あんじぇら
MOTTYIE
宮部愛

おわりに

2016 年 4 月、僕は地元の消防士を辞め、飲食店を開業するために上京しました。

ただただ、自分の好きな「料理」を仕事にしたいという「欲」から始まり、
たまたま、はじめて食べたヴィーガン料理の美味しさに魅せられ、ヴィーガン料理を通して健康と地球環境の大切さを知りました。

「なぜヴィーガンのお店をやっているんですか？」とよく聞かれます。

その答えのひとつとして、僕は自分の人生観で「プレイポンプ」という考え方を大事にしています。
プレイポンプとは南アフリカに実際にある仕組みで、子どもたちが遊ぶ公園の回転式遊具が、実は井戸のポンプに繋がっており、水を汲み上げてくれる仕組みです。

好きなことや遊びが、誰かの役に立つ。

そんな生き方が、自分の好きな料理を通して実現できたらいいなと想い、
ヴィーガン料理という道に進みました。

このレシピ本を通して、CBD やヴィーガン料理などを取り入れた、健康的でサステナブルなライフスタイルが普及することを願っていいます。

しかし、それはあくまでひとつの手段でしかありません。

僕たちや本書との出会いが、あなたの人生が今以上にキラキラと輝くきっかけになれば嬉しいです。

Love the life you live. Live the life you love.
ー自分の生きる人生を愛せ。自分の愛する人生を生きろー

HEMP CAFE TOKYO 代表
宮内達也

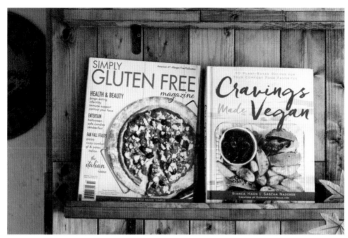

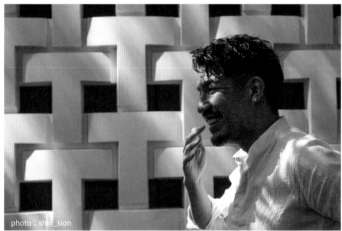

photo : shin_sion

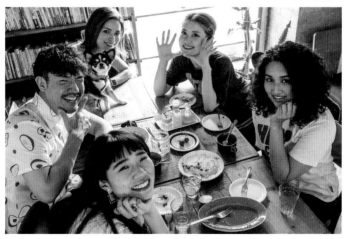

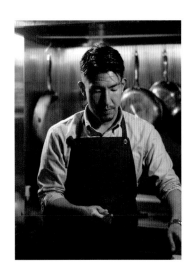

宮内達也
Miyauchi Tastuya

1990年、千葉県成田市生まれ。高校卒業後に消防士と救急隊員として計7年勤務。その傍らフレンチレストランで無給で修行し、料理の腕を磨く。24歳の時にローフードシェフと出会ったことをきっかけに、サンフランシスコやハワイ仕込みのローフードを学ぶ。その過程で「食」の大切さや環境問題などに興味を持ち、ヴィーガン料理人になることを決意。2017年7月に恵比寿で「HEMP CAFE TOKYO」をオープン。お店の運営やレシピ開発、イベント、講座などを通し、積極的にヴィーガン料理やヘンプ、CBDの情報を発信している。

🅾 tatsuya_vegan.chef

The CBD Vegan Recipe Book
CBD ヴィーガンレシピブック

著者　宮内達也

発行日　2021年10月15日　第1刷発行

staff
編集・art+craft（P7,P11~P19）　今津みなみ
デザイン　北田彩
撮影　宗野歩
企画・PR　礒野静香

special thanks
カクテル監修（P42~53）：荻原マイコウ
ペット用料理監修（P96~99）：いちかわあやこ

HEMP CAFE TOKYO Family
ちえぱん　AYALA　多美ちゃん＆リク　しょうたろう
小林せいか　あやめ　ドゥルミ　yinyo　ひなちゃん
ベジ筋ラボ　まさい　ありさ　岡倉あや　あやかさん
金野美穂　あんなさん

アドバイザー
Shin sion

発行者　吉良さおり
発行所　キラジェンヌ株式会社
　　　　〒151-0073東京都渋谷区笹塚3-19-2青田ビル2F
　　　　TEL：03-5371-0041／FAX：03-5371-0051
印刷・製本　日経印刷株式会社